clv

Paul White

Hilfe für Matama

clv

Christliche
Literatur-Verbreitung e.V.
Postfach 11 01 35 · 33661 Bielefeld

1. Auflage 2013 (CLV)

Originaltitel: Jungle Doctor on the Hop
Originalverlag: The Paternoster Press, London
(Die deutsche Ausgabe erschien erstmals 1962
im R. Brockhaus Verlag Wuppertal.)

Postfach 11 01 35 · 33661 Bielefeld
Internet: www.clv.de

Übersetzung: Dr. Udo Rühl
Umschlag: typtop, Andreas Fett, Meinerzhagen
Satz: CLV
Druck und Bindung: CPI – Ebner & Spiegel, Ulm

Bestell-Nr. 256.122
ISBN 978-3-86699-122-4

Inhalt

Einladung zum Festschmaus

»Gebraten sind sie köstlich, Buana.«

Fünf afrikanische Jungenköpfe nickten zustimmend.

»*Yoh,* Buana, willst du nicht kommen und mit uns essen?«

»Wirklich, weißer Mann, es ist etwas ganz besonders Feines!«

»Kein anderes Fleisch schmeckt so herrlich wie das von Panya«, fiel eine andere Stimme ein.

Hinter der vorgehaltenen Hand fragte ich meinen afrikanischen Mitarbeiter: »Wie das Fleisch von was, Daudi?«

»Von Panya, der Ratte, Buana«, murmelte er, ohne die Lippen zu bewegen, doch verständnisvoll mit den Augen zwinkernd. Lauter fuhr er fort: »Während der feierlichen Aufnahme in den Stamm gibt es für sie keine größere Delikatesse als das gebratene Fleisch von Panya.«

»*Hongo*«, wandte ich mich freundlich lächelnd den Jungen zu, »das ist ja eine sehr nette Einladung, aber ich möchte euch nichts wegnehmen.«

Da erhob sich ein Stimmengewirr.

»*Ng'o,* Buana, es ist genug für uns alle da!«

»Wir haben eine ganze Menge gefangen.«

»Siebenundachtzig Stück haben wir im Ganzen.«

»Die werden dir bestimmt gut schmecken!«

»Gebraten schmecken sie köstlich!«

Es war wirklich schwer, ernst zu bleiben.

»*Yoh,* hört mal, es tut mir furchtbar leid, aber das Fleisch von Panya, der Ratte, macht meinen Magen rebellisch. Das ist dann immer unangenehm. Da will ich lieber, statt euch etwas wegzuessen, für einen guten Nachtisch sorgen.«

»*Sukari guru!*«, rief einer. Damit waren sie einverstanden. Daudi nahm eine Säge und zerschnitt in dem Raum, in dem wir unsere Medikamente herstellten, einen großen Block klebrigen braunen Rohzuckers in faustgroße Stücke. Er hob eines auf, wandte es um und kratzte eine Küchenschabe heraus, die er verächtlich mit dem Finger fortschnippte.

»Siebenundachtzig Ratten, das ist ein sehr gutes Ergebnis, Buana. Wir haben reichlich zu essen. Willst du wirklich nicht kommen?«

Nein, ich wollte wirklich nicht. Ein äußerst unangenehmes Gefühl im Magen sagte mir deutlich, dass irgendetwas in Tanganjika nicht stimmte. Es zeichnete sich wohl auch auf meinem Gesicht ab, denn Daudi sah mich erstaunt an. »Buana, ist dir auch so zumute?«

»*Eh-heh,* es liegt etwas in der Luft, was verdächtig nach Gefahr riecht. Es müssen ja Tausende von Ratten in dieser Gegend sein.«

»Das stimmt, aber das liegt an der regenreichen Jahreszeit, und jetzt wird ja auch das Getreide reif. Da haben sie überall reichlich zu fressen.«

Während Daudi sprach, schoss ein Habicht herab in das Erdnussfeld, und im nächsten Augenblick stieg er wieder hoch, eine Ratte in den Fängen haltend.

An diesem Abend wollte die warnende innere Stimme nicht verstummen. Es gab da einige Dinge, denen man nachgehen musste. Ich nahm ein Buch aus meinem Regal, las die neuesten medizinischen Berichte über Tropenkrankheiten und ihre Bekämpfung und machte mir Notizen, bis ich schließlich mehrere Bögen beschrieben hatte. Von draußen drang lautes Geschrei herein; und aus der Strohhütte, in der die Jungen untergebracht waren, erscholl frohes Gelächter.

Daudi kam herein, um mir seine Abendmeldung zu machen.

»Guten Abend, Daudi.«

»Guten Abend, Buana.«

»Was soll der Lärm draußen?«

»*Koh*, das sind wichtige Tage im Leben der afrikanischen Jungen, Buana. Hör nur! Simba bringt ihnen gerade die besonderen Riten bei. Sie reiben sich den Körper mit Pfeifenton ein und kommen sich dabei höchst wichtig vor. Sie hören ja jetzt auch auf, Kinder zu sein, und werden vollwertige Glieder des Stammes!«

»Sie sollen sich ruhig freuen, Daudi. Aber ich habe irgendwie das unbestimmte Gefühl, dass etwas Gefährliches im Anzug ist. Ich weiß nicht, was es ist, aber ich meine, wir müssen auf der Hut sein! Ich bin sehr unruhig.«

Daudi nickte. »Buana, auch ich habe so ein Gefühl; es lässt mich nicht froh werden.«

»Dann wollen wir es am besten sofort gemeinsam mit Gott besprechen.«

Wir brachten unsere tiefe Besorgnis vor Gott. Wir baten ihn, uns zu zeigen, was wir tun sollten. Außerdem baten wir um frischen Mut, damit wir mit allem zurechtkämen, was uns begegnen würde.

Nachdem ich meinem afrikanischen Mitarbeiter eine gute Nacht gewünscht hatte, versuchte ich, ein Kapitel aus der Bibel zu lesen, aber ich war nicht recht bei der Sache. Ich las von den Kämpfen der Philister gegen Israel, schloss das Buch unvermittelt und machte mich zum Zubettgehen fertig.

Simba und seine Schützlinge saßen noch beim Feuer vor ihrer Hütte. Er erzählte ihnen anscheinend gerade lustige Geschichten, denn die Abendluft trug gelegentliche Lachsalven herüber. Dann wurde wieder leise gesungen. Simba weihte sie nicht nur in die Stammesriten ein, sondern zeigte ihnen auch die Wege zum Reich Gottes.

Als ich das Moskitonetz festzog, war draußen nichts mehr zu hören als nur das Zirpen der Grillen.

Es war eine heiße, windstille Nacht. Ich warf mich ruhelos hin und her; vieles ging mir durch den Kopf, und ich dachte an die Arbeit, die mir der nächste Tag bringen würde. Als schließlich der Schlaf meine Gedanken wohltätig zu umnebeln begann, wurde er plötzlich durch ein böses Knurren verscheucht.

Aus Simbas Hütte kam der Ruf: »Schnell, schnell, bringt Licht!«

Ein Armvoll trockenes Gras wurde in die noch glimmende Asche geworfen, und der aufflackernde Schein fiel auf einen riesigen Mähnenlöwen, der sich vorsichtig zwischen dem Lager und dem Krankenhaus bewegte. Es wurde mehr Gras ins Feuer geworfen, und hundert bange Augen beobachteten, wie die durch den hellen Schein eingeschüchterte Bestie langsam rückwärts durch ein Loch im Dornbusch verschwand.

Noch eine ganze Stunde lang war das Knurren zu hören. An Schlaf war nicht mehr zu denken. So machte ich Licht und probierte einige Schachzüge aus, aber immer wieder schoben sich alle möglichen Tiere Afrikas zwischen Augen und Schachbrett. Doch sonderbarerweise war kein Löwe dabei.

»*Hodi*«, hörte ich auf einmal eine Stimme vor meiner Tür, »darf ich dich stören, Buana?«

»Komm herein, Simba!« Der breitschultrige Jäger trat ein. »Da haben wir diese Nacht ja netten Besuch gehabt, Simba.«

»*Eh-heh*, Buana, er wird bestimmt wiederkommen. In dieser Nacht nicht, aber in irgendeiner anderen. Ich habe seine Fußspuren genau untersucht; er ist alt und hinkt ein bisschen. Böcke und Zebras kann er nicht mehr jagen, deshalb geht er jetzt auf Beute aus, die weniger flink ist.«

»Wie wir beide zum Beispiel.«

Simba verzog das Gesicht zu einem Grinsen. »Und die Kinder, Buana! Was sollen wir dagegen tun?«

»Da hängt meine alte Büchse.« Ich zeigte mit der Hand auf ein wenig gepflegtes, kaum noch brauchbares Gewehr kleineren Kalibers. »Aber damit würde man ihm nicht einmal das Fell ritzen.«

»*Eh-heh,* und wenn du einen Löwen verwundest, gerät er in furchtbare Wut. Löwen sind am Tag scheu, aber nachts, Buana, fürchten sie nichts.«

»Hast du nicht schon einmal einen Löwen mit dem Speer getötet?«

»Das stimmt, aber so etwas gehört zu den Dingen, die man nicht gern zum zweiten Mal tut. Ich habe mir Gedanken darüber gemacht.«

»So? Ich übrigens auch; die ganze Nacht schon, nichts als Gedanken.«

Simba grinste wieder. »So sehr erschreckt dich ein Löwe?«

»Offen gesagt, ja. Aber da ist noch etwas anderes. Etwas Unbestimmtes. Ich bin unruhig und weiß nicht, warum das so ist, Simba.«

»Dann, Buana, wollen wir uns zunächst um den Löwen kümmern.«

»Gut. Wie stellst du dir das vor?«

»Ich habe Pfeile und kann ihnen große Kraft verleihen.«

»*Yoh,* aber wenn du ihn nicht triffst oder nur verwundest?«

»Ich werde nicht vorbeischießen, Buana, aber vielleicht verwunde ich ihn nur. Für diesen Fall brauche ich deine Hilfe. Entweder muss der Löwe schnell sterben, oder es fallen ihm Menschen zum Opfer. Ich brauche einen vergifteten Pfeil, und das Gift muss sofort tödlich wirken.«

»So etwas habe ich in meinem Schrank mit dem aufgemalten Totenkopf und den gekreuzten Knochen. Aber das wäre doch wohl mehr eine Sache für einen Medizinmann als für mich?«

»Das Gift muss mit unfehlbarer Sicherheit töten, Buana!«

»So dürften wir eigentlich hier im Krankenhaus nicht sprechen, wo es uns darum geht, Menschen gesund zu pflegen. Wir sind ja nicht hier, um Gifte zu verabreichen!«

Simba grinste über das ganze Gesicht. »Deine Medizinen sind ja auch mächtige Gifte für gefährliche Krankheiten, nicht für Menschen!«

Ich schloss den Giftschrank auf und holte drei Behältnisse heraus. Aus einer Flasche schüttete ich ein weißes Pulver und nahm aus einem Glasröhrchen ein Dutzend kleiner Pillen, die ich zu einem feinen Pulver zerstieß. Aus einer Tube drückte ich etwas Lanolin und vermengte alles zu einer zähen Paste. Simba ging zur Tür und kam mit seinem Bogen und drei Pfeilen zurück, deren Spitzen ich sorgfältig mit der tödlichen Salbe bestrich.

»Sei nur ja vorsichtig, Simba! Das ist eine Mischung aus zwei ganz starken Giften. Wenn einer von euch auch nur die winzigste Spur davon unter die Haut bekommt, ist er verloren.«

»Ich werde gut aufpassen, verlass dich drauf, Buana!«

Aus dem Dorngebüsch war der Löwe zu hören. Sein Knurren hatte sich zu einem Brüllen verstärkt. »Seine Magenwände reiben sich aneinander, Buana, und das gefällt ihm gar nicht! Er wird diese Nacht nicht wiederkommen, aber einigen wird doch das Herz höherschlagen, und so mancher wird das Zaubermittel vor seine Tür legen, das die Löwen bannen soll. Es ist überhaupt eine günstige Nacht für Medizinmänner und für Dinge, die man lieber nicht bei Tageslicht tut.«

Ein Löwe in der Nacht

Am folgenden Tag herrschte in der Umgebung des Krankenhauses eine gewisse Unruhe. Alles sprach von dem hinkenden Löwen. Simba ließ all seine Schützlinge mit Speeren, Bogen und Pfeilen üben. Er hatte eine kleine Melone auf einen Pfahl gelegt, und die Bogenschützen standen dreißig Schritt davon entfernt.

Vom Fenster des Medikamentenraums aus sah ich, wie ein Pfeil nach dem anderen dicht an der Melone vorbeisauste. Dann flog sie dreimal nacheinander hinunter, jedes Mal von einem Pfeil durchbohrt.

Daudi lächelte mich an. »Buana, das sind Simbas Pfeile. *Yoh!* Er ist ein Meisterschütze. Er schießt sogar Melonen mausetot!«

»*Eh-heh,* hoffentlich trifft er auch im Dunkeln genauso sicher wie am Tag. Er wird diese Nacht ein Ziel bekommen, das Pranken und gewaltige Zähne hat!«

Daudi nickte. »Die Jungen haben wieder eine Menge Ratten getötet, Buana.«

»*Kah!* Löwen fressen keine Ratten.«

»Natürlich nicht! Aber wenn sie Blut und Fleisch wittern, werden sie angelockt. Heute wird auch eine Ziege geschlachtet, wenn die Jungen feierlich in den Stamm aufgenommen werden. Simba sorgt außerdem dafür, dass der Löwe, wenn er diese Nacht wieder auftaucht, in die Nähe des Lagers kommt.«

Im Laufe des Vormittags brachte mir Mboga eine Tasse Tee. »Es ist eine Nachricht von den Hügeln im Osten gekommen, Buana. Dort geht der Tod in einer seltsamen Gestalt um. Es wird viel von bösem Zauber gesprochen!«

»Hör mal, Mboga, das muss ich ganz genau wissen. Kundschafte alles aus, was du darüber erfahren kannst. Jede Einzelheit ist ungeheuer wichtig!«

Mboga ging über den Platz zu den Fremden. Es gab ein langes Palaver. Mboga tat dabei sicher sein Bestes, aber ich konnte mir keinen Reim machen auf das, was ich da hörte. Die Leute hatten von der Sache auch nur unterwegs erfahren und dann das Gebiet der Hügel gemieden. Ich schaute zum Fenster hinaus und dachte über die Gerüchte nach. In großer Höhe kreiste ein Schwarm Raubvögel. Zwei Männer kamen vorbei. Ich hörte den einen sagen: »*Yoh*, hast du Tuwi, die Eule, im Buyubaum neben dem Krankenhaus sitzen sehen? Die Geister unserer Ahnen haben in diesen Tagen keine Ruhe!«

Ich streckte den Kopf zum Fenster hinaus. »*Heh*, die Eule frisst gern junge Ratten. Deshalb sitzt sie am hellen Tag hier!«

Sie sahen zu mir hinauf und zuckten die Achseln. »Wenn du über Tuwi, die Eule, so viel wüsstest wie wir, Buana, würdest du nicht so reden!« Dann gingen sie weiter.

Setschelela, die alte afrikanische Oberschwester, kam vorbei.

»Na, Großmutter, wie geht es dir? Du spürst es

ja immer in den Knochen, wenn etwas in der Luft liegt!«

Sie sah mich an und schüttelte den Kopf. »Du scherzt, Buana.«

»*Uh-huh*, durchaus nicht, Setsch; ich habe so ein komisches Gefühl in mir.«

»*Eh-heh*«, nickte sie eifrig, »das Gefühl ist richtig! Seit zwei Tagen machen mir meine Knochen tatsächlich auch zu schaffen.«

Während der nächsten zwei Stunden war ich durch Operationen in Anspruch genommen, und ich vergaß Setschelelas Knochen und meine bösen Ahnungen. Schließlich wuschen und bürsteten Daudi und ich uns gründlich die Hände.

»Buana«, lächelte er mir zu, »wir haben zwei Stunden gearbeitet und zwei Leben gerettet. Es ist doch viel dran an der ärztlichen Kunst!«

Ich nickte. »Solange man arbeitet, vergisst man alles andere. Doch jetzt regt sie sich wieder, die innere Stimme.«

»*Koh*«, fiel Mboga ein, »die kenne ich. Das ist die Stimme, die uns sagt, dass wir Hunger haben!«

»Du hast recht, ich könnte jetzt wirklich ein gutes Mittagessen vertragen.«

»Wenn du schon Hunger hast, Buana«, sagte Daudi, »was meinst du, wie dann erst dem alten, lahmen Löwen zumute ist? Wird ihn der Hunger nicht furchtlos und gefährlich machen?«

Mbogas Gesicht wurde geradezu feierlich. »Es ist für einen Löwen eine Kleinigkeit, durchs Fenster in das Zimmer des Buana zu springen. Ein Moskitodraht ist kein großes Hindernis für einen hungrigen Löwen. Es ist nur gut, dass deine Frau und deine Kinder weit weg sind, Buana!«

Ich sagte auf Englisch zu Daudi: »Unser Mboga ist doch ein Bursche, der recht einfach denkt.«

Daudi blieb todernst und antwortete in der gleichen Sprache: »Er macht sich offenbar Sorgen, Buana, und nicht nur er. Trommeln, die du gar nicht hörst, übermitteln uns Gerüchte. So manch einem läuft eine Gänsehaut über den Rücken; die Augen sind hellsichtiger und die Ohren hellhöriger geworden, als sie es jemals waren.«

Als ich mich zum Essen hinsetzte, vernahm ich tatsächlich die Trommeln aus der Ferne. Sie waren den ganzen Nachmittag zu hören. Ich machte meine Krankenberichte, verhalf einem kleinen Erdenbürger zum Eintritt in diese Welt und leitete dann die Arbeiten, um unseren Kornspeicher rattensicher zu machen.

Da kam plötzlich eine Krankenschwester angelaufen. »Buana, schnell! Ein kleines Kind hat eine Sicherheitsnadel verschluckt!«

»War sie offen oder zu?«

»Wir wissen es nicht, Buana, schnell!«

Das Kind war zu klein, um es uns sagen zu können. Auf seiner Zunge war ein kleiner Kratzer, und seine Lippen bluteten. Es schrie aus Leibeskräften, doch dann ertönte Setschelelas ruhige Stimme: »Wie viele Sicherheitsnadeln waren in diesem Raum?«

»Nur drei«, sagte die Schwester.

»Weißt du es bestimmt?«, fragte Setschelela.

»*Eh-heh,* ganz bestimmt. Zwei haben wir gebraucht, um Verbände festzustecken, und die dritte habe ich drüben auf den Schemel gelegt. Als ich hereinkam, lag das Kleine auf dem Boden und schrie. Der Schemel war umgeworfen. Die anderen Kinder sagten, es hätte die Nadel verschluckt; sie hätten gesehen, wie es sie in den Mund steckte.«

Die Schwester hielt eine Kerze, während ich mich bemühte, dem Kind mit einem Mundspiegel in den Schlund zu sehen. Das war keine leichte Sache.

Wieder hörte ich Setschelelas ruhige Stimme: »Jedes der beiden Kinder, die hier in den Betten liegen, hat tatsächlich eine Nadel am Verband, und die dritte sehe ich unter dem Tisch an der Wand liegen!«

Das Kind schluckte, als ich den Spiegel aus seinem Mund nahm, die Schwester atmete erleichtert auf, und die Alte kicherte. Ich lächelte zu ihr hinüber.

»*Yoh,* das war viel Lärm um nichts. Hoffentlich ist es mit unseren Sorgen genauso!«

Sie schüttelte ganz entschieden den Kopf. »*Uhhuh,* Buana, glaub das nur ja nicht!«

Zur Zeit des Sonnenuntergangs waren auffallend wenige Leute außerhalb des Dorfes. Das Vieh hatte man schon früh heimgetrieben, und gelegentlich trug die stille Abendluft das Brüllen einer Kuh herüber.

Simba hatte einen Stapel Holz für das Lagerfeuer aufgeschichtet. Neben ihm kauerte auf einem niedrigen Dreifuß Mboga mit einem der heimischen Musikinstrumente, einer *singila,* die von Weitem einem Bogen täuschend ähnlich sah.

»Ich bin überzeugt, dass der Löwe heute Abend

wiederkommt«, sagte Simba. »Alle Männer im Dorf sind bereit, jeder hat seine Axt und seinen Speer bei sich.«

»Hoffentlich geht alles gut!«

Mboga entlockte seinem Instrument beharrlich eine monotone Weise, die sich anhörte wie ein Klagegesang.

Simba trat zu mir. »Buana, ich habe allen die nötigen Anweisungen gegeben.« Dann legte er eine Hand auf meine Schulter, senkte den Kopf und sagte: »Allmächtiger Gott, bitte hilf uns heute Nacht. Gib uns einen klaren Kopf und eine sichere Hand, damit wir uns wirklich als diejenigen erweisen können, die zu dir gehören!«

Ich hauchte ein »Amen«, und dann ging der Jäger gemessenen Schrittes zum Lagerfeuer hinüber.

Mboga spielte unermüdlich weiter. Zeitweise sang er auch alte Stammesweisen, oder erzählte von großen Häuptlingen und kühnen Jägern. Der Mond stand im ersten Viertel, alles war in ungewisses Licht getaucht. Ich sah Simba mit vorgebeugtem Oberkörper neben seinem Holzstapel stehen.

Die Jungen sangen ihre Feierlieder und bewegten ihre Körper im Rhythmus des Gesangs. Ich sah ihre kurz geschorenen Köpfe hin und her schwanken wie bewegliche Ziele auf einem Schießstand. Sie waren etwa vierzig Meter von mir entfernt und hoben sich scharf gegen die fahle Helle des Horizonts ab.

Plötzlich machte Simba eine schnelle Bewegung. Ich hörte das Schwirren eines Pfeils und im nächsten Augenblick ein wütendes, tiefes Brüllen.

Ich drückte den Knopf meiner starken elektrischen Stablampe, und der Lichtkegel fiel auf das große Tier, das auf seinen Hinterkeulen saß und die Zähne fletschte. Es drehte den Kopf zur Lichtquelle hin und versuchte, zum Sprung anzusetzen, sackte aber mit zuckenden Pranken in sich zusammen.

Aus dem Dunkel kam Simbas gebieterische Stimme. »Alle zurückbleiben! Buana, leuchte den Löwen weiter an!«

Simba ging langsam auf das Raubtier zu, dann sprang er vor und bohrte ihm seinen Speer in die Flanke.

Schon bald dröhnten Trommelschläge durch die Nacht, und die Frauen stießen helle Freudenrufe aus. Alle drängten sich um das tote Raubtier, und Simbas Jungen blickten so stolz drein, als hätte jeder von ihnen den Löwen eigenhändig erlegt.

Ein kleiner Junge zog den Schwanz in seiner ganzen Länge aus, maß das Tier vom Kopf bis zum Schwanzbüschel mit seinen Schritten ab und rief: »Das ist aber ein ziemlich großer Löwe!«

»*Ngeeh*«, hörte ich Mbogas Stimme, »sogar so ziemlich der größte, mit dem du überhaupt je zu tun gehabt hast!« Alles lachte, und es war ein Lachen, das aus befreiten Herzen kam.

Simba raunte mir zu: »Buana, da hast du aber eine gute Medizin zurechtgemacht!«

»*Eh-heh*, und der Pfeil war auch nicht schlecht gezielt!«

Er lächelte. »Gottes starke Hand hat meine Hand geführt.«

Da kam Daudi auf uns zu und führte mich etwas abseits. »Es ist eine Botschaft gekommen. Drei Leute sind gestorben, und sieben sind krank. Alle sind aus demselben Dorf da drüben.« Er wies mit der Hand zu den Hügeln, die sich im Mondlicht schwach abhoben. »Die Leute sagen, es sei ein böser Zauber, aber wir beide wissen es besser, Buana.«

Die rätselhaften Ratten

»Wie ist das doch mit diesem Geduldsspiel, Buana? Man hat da eine Menge kleiner Holzstückchen mit allen möglichen Bildern drauf – mit Armen, Beinen und so ...«

»Das ist ein Zusammensetzspiel, Daudi. Was ist denn damit?«

»Dieses dumme Gefühl, das wir haben, Buana, diese Gerüchte, die wir hören – sind sie nicht so etwas wie die einzelnen Teile oder Steinchen eines solchen Spiels?«

»Ja, da sind sie tatsächlich. Man hat einige zusammen, gerade so viele, dass es interessant wird, aber nicht genug, um sie zu einem vollständigen Bild zusammenzusetzen. Wir brauchen mehr, Daudi, damit wir sie Stückchen für Stückchen zusammenfügen können.«

»Und was machen wir jetzt?«, fragte er.

»Wenn wir herausfinden wollen, ob ein Gerücht stimmt, gibt es nur eine Möglichkeit: Wir müssen hinfahren und mit eigenen Augen sehen, was los ist.«

»Ja, und zwar sofort!«

»Sofort, ja. Ruf Simba und Mboga. Wir wollen in einer Stunde möglichst unauffällig aufbrechen; nur die laufenden Arbeiten im Krankenhaus muss ich noch in Ordnung bringen.« Und so fertigte ich eine lange Liste mit Anweisungen an.

Vom Lager drang lautes Singen und Trommeln herüber, sodass wir den geländegängigen Wagen unbemerkt herausholen und in Richtung Dorf fahren konnten, in dem der Tod so plötzlich und geheimnisvoll zugeschlagen hatte.

Immer wieder sahen wir im Licht der Scheinwerfer Ratten über den Weg huschen, auch zahlreiche Schakale fielen uns auf.

Es ging in Windungen abwärts und quer durch ein ausgetrocknetes Flussbett, in dessen Mitte ich mit kreischenden Bremsen anhielt, denn ein untersetzter Afrikaner stand mit erhobenem Arm plötzlich vor uns.

»Es ist Elisa, der Zimmermann!«, rief Mboga.

Elisa stieg aufs Trittbrett. »Guten Abend, Buana.«

»Guten Abend, Elisa.«

»Was ist los, Elisa?«, fragte Daudi mit lauter Stimme.

Der Zimmermann rollte die Augen und brummte auf Suaheli: »*Tabu sana* (große Aufregung). Fahrt nicht ins Dorf Matama; es ist ein Ort des Todes.«

»Erzähle!«

»Viele Leute sind dort sehr krank.« Er spreizte die Finger beider Hände. »Zehn sind schon tot.«

»Wir sind aber gerade dahin unterwegs, Elisa. Wo Krankheit ist und der Tod droht, müssen wir hin, um sie zu bekämpfen.«

Er schob seine Filzkappe nach hinten und spuckte aus. »Es hat keinen Zweck, jetzt nach Matama zu fahren. Pumba, der Medizinmann, forscht nach der Ursache des Unglücks. Er und der Häuptling Sumbili können einander nicht ausstehen, und es wird erzählt, dass jemand Pumbas Familie eine tödliche Medizin ins Essen gemischt hat, die aus dem gerösteten Herzen einer Giftschlange zubereitet wurde. Fünf von seinen Leuten sind schon gestorben.«

»*Heeh*«, fiel Simba ein, »das ist allerdings eine ganz böse Nachricht.«

»Ja, und jetzt hat Sumbili ein fürchterliches Niesen. *Yoh*, er ist ein *fundi*[1] im Niesen; er nimmt es sogar mit dem Buana auf.«

»*Kah!* Die Nieskrankheit, der Heuschnupfen, wird nicht durch Zauber hervorgerufen, sondern durch Blütenstaub.«

»Das mag sein, Buana, aber sie kommt ganz plötzlich, und ein Zauber ist schnell ausgesprochen.«

»Steig ein, Elisa. Wir wollen weiterfahren, damit wir möglichst bald dort sind. Du kannst uns sicher helfen.«

Der Zimmermann wurde auf einmal sehr aufgeregt. »Wenn du im Dunkeln hinkommst, Buana, könnte man sich wirklich fragen: Was wird dann aus deinen Plänen?«

»Das ist ja gut und schön, Elisa, aber wenn wir warten, können noch mehr Leute sterben.«

»Buana, wenn du nicht das Vertrauen des Häuptlings Sumbili hast, musst du nicht nur Stunden, sondern Tage warten!«

---

1 Anmerkung des Herausgebers: Die Grundform »fundi« deutet in mehreren afrikanischen Sprachen (und wohl auch in Suaheli) auf die Bedeutung »Lehrer«, »Meister« hin. Umgangssprachlich könnte man deshalb hier sagen: »Er ist ein Obernieser.«

»Erzähle uns alles, was du weißt, ganz genau!«, sagte Simba.

Und nun berichtete Elisa ganz ausführlich alle Einzelheiten über das Unheil und seine mutmaßlichen Ursachen. Als er fertig war, meinte Daudi: »Was er vorhin gesagt hat, stimmt. Noch heute Abend hinzufahren, würde wenig Nutzen bringen.«

»Was meinst du, Simba?«

»*Eh-heh,* das ist auch meine Meinung.«

Mboga grinste. »Sogar ich denke dasselbe, obwohl ich nur ein ›armes Würstchen‹ bin.« Plötzlich wurde er sehr ernst. »Buana, ich meine auch, wir sollten mehr Medizin mitnehmen, als wir jetzt in dem Sack bei uns haben. Wir sollten ein ganzes kleines Krankenhaus mitnehmen!«

Ich wendete den Wagen vorsichtig, und wir fuhren denselben Weg, den wir gekommen waren, wieder zurück. Als wir ankamen, war das Singen, Trommeln und Trillern noch in vollem Gange.

»Geht jetzt schlafen; wir werden morgen unsere ganze Kraft brauchen«, wandte ich mich an meine Helfer.

Daudi war etwas zurückgeblieben, und als die anderen in der Dunkelheit verschwunden waren, sagte er: »Passen jetzt einige Steinchen besser zusammen, Buana?«

Ich schüttelte den Kopf. »Nein, Daudi, es sind wohl ein paar mehr da als vor unserer Fahrt, aber sie passen noch nicht recht zusammen. Ich muss mir diese Nacht den ganzen Fall durch den Kopf gehen lassen. Sorge bitte dafür, dass Bettzeug für fünfzehn

Betten und so viel von allen Medikamenten aufgeladen wird, wie in einer Woche auf einer Krankenstation gebraucht werden.«

Daudi nickte. »Aber auch Spritzen und Nadeln, einige Instrumente und das Sterilisiergerät!«

Jetzt war ich es, der nickte, und dann wünschten wir uns eine gute Nacht.

Durch den Moskitodraht vor meinem Fenster starrte ich lange in die Richtung, in der hinter Hügeln das schwer heimgesuchte Dorf Matama lag. Dann nahm ich missgelaunt eine Ausgabe der führenden Tageszeitung von Tanganjika zur Hand. Auf einer Seite entdeckte ich ziemlich weit unten einen kleinen Artikel, den ich sorgfältig ausschnitt. Er enthielt eine ganze Handvoll von »Steinchen«, die noch zum Gesamtbild fehlten!

Die Zeiger meines Weckers wiesen auf Mitternacht. Sorgfältig ging ich meine Niederschrift über Elisas Bericht Punkt für Punkt durch.

Häuptling und Medizinmann waren verfeindet.

Man vermutete, dass ein böser Zauber ausgesprochen worden war.

Das Gerücht von einer tödlichen Medizin, das in Zusammenhang mit dem Haus des Häuptlings umlief.

Dann kam das Gerücht von dem gerösteten und pulverisierten Schlangenherzen im Essen des Medizinmannes dazu.

Die Rattenplage.

Ein Dutzend unerklärliche Todesfälle.

Das sonderbare Wort, das Elisa gebraucht hatte – »*wuvimbo*«. Es konnte nur »Beulen« bedeuten, nicht etwa Furunkel, Karbunkel oder Abszesse.

Das sonderbare Gerede von dem alten Palata, dem Tagedieb, der die Taschen voll Geld haben soll, der wahllos alles isst und selbst die abstoßendsten Dinge stiehlt.

Und schließlich der Zeitungsausschnitt – äußerst wichtig!

Ich dankte Gott für die Hilfe, die er uns im Falle des Löwen geschenkt hatte, und betete um Weisheit, die ich brauchte, um das Rätsel von Matama zu lösen und die neue Gefahr zu bannen. Dann zog ich das Moskitonetz fest zusammen und versuchte zu schlafen.

Monotone Trommelschläge dröhnten durch die Nacht und ließen mich nicht zur Ruhe kommen. Es war, als hätte ich Zahnschmerzen. In meinem Kopf tanzten die Steinchen des Zusammensetzspiels wirr durcheinander: Tod, der alte Palata, endlose Züge von Ratten – Elisa hatte auch etwas von Schnaps gesagt, als er von Palata sprach.

Dann hörte ich, wie ein Moskito in meinem Netz summte. Wenn ich nichts unternahm, blieb ein weiterer Überträger der Malaria-Erreger am Leben. Das konnte Unheil bedeuten. So setzte ich mich auf und knipste meine Taschenlampe an. Jetzt flog er in den Lichtkegel. Klatsch!, und schon hatte ich ihn erlegt.

Ich legte mich wieder hin und dachte an Löwen und Moskitos. Mir ging durch den Kopf, wie viel gefährlicher diese kleinen Insekten sein können und wie wenig man sich aus ihnen macht, während vor einem Löwen ein ganzes Dorf zittert.

Das Kopfkissen war mir zu hart. Ich schüttelte es auf, und da sah ich meine Bibel darunterliegen. Ich schaltete das Licht ein und las etwas über die Philister im 1. Buch Samuel. Israel war in großer Not, denn das Volk hatte sich von Gott abgewandt. Die Philister waren kriegserfahren. Wie musste ihnen der Kamm geschwollen sein, als sie die Bundeslade erbeutet hatten!

Ich las weiter, aber die Worte blieben an der Oberfläche haften. Diese dumme Trommel! Am liebsten hätte ich sie dem Trommler über den Kopf gestülpt und ihm mit dem Schlägel »das Fell gegerbt«!

Dann fing ich an, Schäfchen zu zählen. Es war nutzlos. Löwen drängten sich dazwischen, und vor allem eine Unmenge von Ratten.

Jetzt waren meine müden Gedanken wieder bei der Lade Gottes. Was enthielt sie?

Aarons grünenden Stab.
Den Krug mit Manna.
Die Steintafeln mit den Zehn Geboten.

Ich fing an, die Zehn Gebote aufzusagen, kam aber nur bis zum zweiten, da meine Gedanken abirrten. Vor meinem inneren Auge entstanden zwei Bilder, die sich mir in meiner Jugend tief eingeprägt hatten: das des Fischgottes Dagon, von dem ich gerade wieder gelesen hatte, und ein anderes von der Plage, die in den Philisterstädten ausgebrochen war. Deren Bewohner waren mit einer Krankheit geschlagen worden, die wie eine Epidemie wütete, sodass an ihren Körpern schmerzhafte Beulen aufbrachen. Welche Plage war wohl damit gemeint? Als »Schuldopfer« hatten sie dann später nach ihrem Verständnis goldene Beulen und goldene Mäuse dargebracht, denn Beulen und Mäuse hatten das Land geplagt, wie es im biblischen Bericht hieß.

Beulen und Mäuse! Was sollte das?

Das Trommeln ging unentwegt weiter.

Oh, dieser Trommler!

Mäuse und Beulen …

Auf meinem Schreibtisch lagen ein Bibelkommentar und meine Notizen zu den Geschehnissen in Matama, und irgendwie schien da ein inhaltlicher Zusammenhang zu bestehen. Langsam nahmen die Dinge Gestalt an, aber die Steinchen passten noch nicht ganz zusammen.

Ich sprang aus dem Bett und zündete eine Sturmlaterne an. Nicht weit von meinem Fuß saß ein ziemlich großer Skorpion. Tückische Tiere, die Skorpione. Als er sich aufrichtete, traf ihn ein wohlgezielter Hieb mit dem Pantoffel. Ich wickelte das tote Tier in eine Zeitung und warf es in den Papierkorb.

Dann schlug ich den Kommentar auf und las eine Weile darin. Ich blätterte weiter und gelangte zum 1. Buch Samuel. Da kam es beim Lesen wie eine Erleuchtung über mich, und vor meinem Geist ordneten sich alle Steinchen zum vollständigen Bild! Ein wunderbares Gefühl der Entspannung überkam mich, und mein Mund öffnete sich zu einem befreienden Gähnen.

Der Trommler bearbeitete sein Instrument noch immer. Meinetwegen mochte er bis in den frühen Morgen hinein weitertrommeln!

Das ganze Geschehen war mir jetzt klar. Aber wie ich es meistern sollte, wusste ich noch nicht.

Ich schlief schnell ein. Wach wurde ich erst, als vor dem Fenster eine Stimme *»Hodi!«* rief.

»Komm herein!«, antwortete ich verschlafen.

»Es ist gleich heller Tag, Buana!«

Ich sprang aus dem Bett, und nach wenigen Minuten war ich zum Aufbruch bereit. Bevor wir abfuhren, standen wir mit gesenkten Köpfen um unseren braven alten Wagen und baten den allmächtigen Gott, uns bei einem Unternehmen zu helfen, durch das möglicherweise fünftausend Menschen gerettet werden konnten.

Eingehend besprach ich mit meinen Begleitern das Krankheitsbild der Seuche, die wir bekämpfen wollten. Es war die Beulenpest! Ich erwähnte auch das Risiko, das wir dabei eingingen. Sie nickten schweigend, und wir fuhren los.

Als wir das ausgetrocknete Flussbett langsam durchquerten, fragte ich: »Möchte jemand von euch umkehren?«

Daudi grinste, Elisa schüttelte den Kopf. Simba sagte: »Wir wollen dir alle helfen, Buana.«

»Sogar ich könnte vielleicht ein bisschen nützlich sein«, meinte Mboga lächelnd.

»Du könntest dich aber anstecken, Mboga.«

»Das könntest du auch, Buana. Aber sag mal, hast du schon das Lied vom Holzfäller und dem Löwen gehört?« Er stimmte es an, und die anderen fielen ein.

Der Weg gabelte sich. – »Welche Richtung nehmen wir?«

»Den Weg durch die Felsblöcke nach Osten!«

Wir fuhren an fantastisch geformten, hohen grauen Granitblöcken vorbei, die aussahen, als seien sie von Riesen spielerisch aufgetürmt worden. Dann ging es in Kurven aufwärts durch ein Gelände, in dem man überall deutlich die Spuren der Erosion sah. Schließlich führte uns ein schmaler Weg zwischen hohen Kakteen hindurch.

»Jetzt können wir nur noch eine halbe Meile fahren; von da an müssen wir zu Fuß gehen, denn der Weg ist mit dicken Felsbrocken übersät.«

Wir entluden den Wagen, schulterten unsere Last und gingen im Gänsemarsch weiter. Wir schritten durch das Gras – durch dieses in dichten Büscheln wachsende, in der Sonne flimmernde Gras, das so wundervoll aussieht, wenn es sich im leichten Wind wellt.

»*Yoh!*«, lachte Daudi, »der Anblick dieser wunderbaren Landschaft tut den Augen wirklich gut!«

»Das stimmt«, sagte ich, »aber der Geruch, der hier in der Luft hängt, tut meiner Nase nicht gut! So sicher, wie zwei mal zwei vier ist, muss ich gleich anfangen zu – anfangen zu …«, ich setzte meine Last nieder, »… anfangen zu – niesen!!«

Niesen im Duett

Vor uns lagen die mit Dorngebüsch und Kakteen bewachsenen Hügel. Wir stiegen den gewundenen Trampelpfad hinauf und dachten daran, dass hinter dieser Ruhe und diesem Frieden Gefahr und Tod lauerten.

Der Pfad lief in unbewachsenes, freies Gelände aus. Simba fuhr mit den Zehen durch die lockere Erde. »Was für eine Erde, Buana! Sie müssen hier Getreide ziehen, das süß ist!«

»Deshalb heißt der Ort ja auch Matama – Weizen«, belehrte ihn Daudi.

»Ah, deshalb heißt der Medizinmann des Dorfes auch Pumba – Kleie!«, fiel Mboga ein.

Ich blieb stehen. »Hör mal, Mboga, ich habe an einen besonderen Auftrag gedacht, den nur ein ganz Schlauer ausführen kann.«

Er grinste übers ganze Gesicht. »Dabei scheint mir doch ein Haken zu sein. Ich einfältiger Mensch soll eine schwierige …«

»Mach kein Geschwätz!«, unterbrach ihn Simba. »Buana, an welchen Auftrag denkst du?«

»Er könnte in das Dorf Handali gehen, für ein paar Schilling etwas zu essen und ein bisschen Zucker kaufen, sich unter den Buyubaum auf dem Marktplatz vor den Läden der *wahindi* (der indischen Kaufleute) setzen und mit den Vorbeikommenden Gespräche anknüpfen. Auf diese Weise erfahren wir, ob dort etwa irgendetwas Verdächtiges geschehen ist, was mit der Krankheit in Zusammenhang gebracht werden könnte. Ganz besonders soll er versuchen, mit den *wahindi* ins Gespräch zu kommen und genau auf ihre Worte achten, denn mein kleiner Finger sagt mir …«

»Dein kleiner Finger, Buana, hat schon oft das Richtige gespürt«, meinte Mboga grinsend, »er flüstert Weisheiten wie die Knochen der alten Setschelela!«

Ich holte einige ostafrikanische Schillinge aus der Tasche und drückte sie ihm in die Hand. »Gib genau acht auf das, was du sagst und was du hörst. Deine Zunge, deine Ohren und dein Gedächtnis können vielleicht viele Menschenleben retten!«

»Vor allem brauchen wir die Hilfe Gottes, Buana!«, sagte Simba.

»Sicher, da hast du recht. Wir wollen darum bitten.«

Während des Betens kam mir ein sehr nützlicher Gedanke. Ich schrieb eine Botschaft an M'temi, den Stammeshäuptling.

»Übergib dieses Schreiben dem Stammeshäuptling selbst, keinem anderen! Sieh zu, dass es aus deiner Hand direkt in die seine gelangt!«

Mboga nickte eifrig mit dem Kopf und bückte sich, um ein Holzstäbchen aufzuheben. »Die Worte in dem Brief müssen wohl sehr wichtig sein, Buana.«

»Das sind sie auch, Mboga.«

Er schnitt mit dem Messer einen Spalt in das Stäbchen, klemmte das gefaltete Papier hinein und sagte:

»*Kwaheri!*« (Auf Wiedersehen!) Dann machte er sich auf den Weg.

Daudi nahm seine Last wieder auf. »Du kannst sagen, was du willst, Buana, der Anblick dieses Grases, wie es sich so im Wind wiegt, tut den Augen gut!«

»Schon möglich, aber meiner Nase bereitet es keine Freude. Wenn ich in die Nähe dieses Grases komme, muss ich sofort – muss ich sofort – hatschi!!«

Ich musste unaufhörlich niesen. Meine Augen tränten, und meine Nase lief.

»Heuschnupfen bringt dem Buana wenig Freude«, stellte Daudi fest.

»Da hast du recht!«, keuchte ich. Mit jedem Niesen schnürte sich mir die Brust enger zusammen. Ich konnte kaum noch sprechen. Ich hob die Hand. »Langsamer – Leute! Die – unsichtbaren Bande – Fesseln – Ketten (nennt – sie, wie – ihr – wollt), die – meine – Brust – umklammern, machen – sie – enger, und – da – kann – man – nicht – so – schnell – gehen.«

»Das ist die Krankheit, die man Asthma nennt«, bemerkte Daudi.

»Eine Feststellung, die dem Buana wenig Erleichterung bringt!«, erwiderte Simba höflich.

»Es – ist – eine tückische – Plage!«, keuchte ich.

Langsam stiegen wir den flachen Hang hinauf. Oben lag das Dorf mit seinen Häusern und Hütten. Vor dem geräumigen Haus des Häuptlings stand eine Menschenmenge.

Mit jedem Schritt atmete ich beschwerlicher. Ich konnte kaum noch sprechen. Schließlich standen wir vor dem Häuptling des Dorfes und etwa hundert Dorfbewohnern. Alle hatten bitterernste Mienen.

»*Mbukwenyi*«, sagte der Häuptling – und nieste. Ebenfalls niesend, grüßte auch ich: »*Mbukwenyi.*«

»*Muli waswana?*« (Wie geht es euch?), fragte er. Seine Augen waren rot unterlaufen, und er zog geräuschvoll die Nase hoch; aber sie lief lustig weiter. Er rang offensichtlich nach Atem.

»Es – geht – uns – gut«, antwortete ich. Es hörte sich an, als äffte ich seine Sprechweise nach, und so entstand feindseliges Gewisper um uns herum.

Der Häuptling nieste.

Auch ich nieste.

Er erhob sich mit unsicheren Bewegungen. »Das ist – keine – Sache, über – die man – sich – lustig – macht!«

Ich nieste ununterbrochen!

Der Häuptling schüttelte die geballte Faust. »Ich, Sumbili, bin – wütend. Warum – äffst du – meine – Krankheit – nach?«

Schwer nach Atem ringend, keuchte ich los: »Ich – äffe – nicht – nach, großer – Häuptling[2]. Ich leide – auch! Kann – jemand – niesen, wann er – will, laufen – die – Augen auf – Befehl? Macht – es – jemandem – Spaß, enge – Bande – um die – Brust – zu – haben?«

---

2 Anmerkung des Herausgebers: Das Attribut in der Wendung »großer Häuptling« wird in diesem Buch nur dann großgeschrieben, wenn es sich um M'temi, den Stammeshäuptling, handelt und die Wendung sozusagen als Ehrentitel verwendet wird. Der Dorfhäuptling Sumbili war ihm von der Stellung her untergeordnet.

Sumbili neigte sich vor, sein Gesichtsausdruck veränderte sich. »*Yoh,* Buana, das – habe – ich nicht – gewusst!«

Wir niesten beide gleichzeitig und lachten schallend. Dann schüttelten wir uns kräftig die Hände. Er ließ einen Schemel für mich bringen, und dann saßen wir niesend, keuchend und uns gegenseitig bemitleidend da.

»Das ist – ein – sehr – schlimmes – Übel, Buana!«

»O ja, und recht – unangenehm. Du – merkst – doch – sicher – auch, dass das – Atmen – höchst – wichtig, aber – auch sehr – schwierig – ist?«

»*Bheeh!* Es ist – gerade – so, als – hätte – sich dir – eine – Pythonschlange – um die – Rippen – gerollt.«

»Ja, und – sie zieht – sich – fest – zusammen.«

»Es – ist – wirklich – schlimm! Manchmal – schneidet – es, als würde – ein – dünner – Lederriemen – fest – angezogen. *Eeeeeh!*«

Ich erklärte ihm, wie es sich mit den allergischen Krankheiten verhält. Er schaute mich ungläubig an. Ich sprach mit leiser Stimme, sodass nur er mich verstehen konnte.

»Ich weiß, was – im Dorf – erzählt – wird von – Zauber – und – starken – Medizinen – um – dein – Haus. Aber – glaube mir, Sumbili, die – Ursache – deines – Leidens – sind die – winzigen – Stäubchen – in der – Luft. Hast du – nicht – schon – mal in – einem – Sonnenstrahl – diese – kleinen – Dinger – tanzen – sehen? Die – Pollen – von – Gräsern, von – Blumen – und – Bäumen – kitzeln – die einen –

in der – Nase, und – sie – niesen. Bei anderen – legt – es sich – auf die – Lunge, und – sie – können – nur schwer – atmen. Bei noch – anderen – schwillt – die Haut – und – juckt; Nasen, Ohren – und – Augen – entzünden – sich – mächtig –«

Ich hielt an, keuchend von der Anstrengung der langen Rede.

Sumbili wiegte zweifelnd den Kopf. »Alles – das hat – meinen – Körper – überfallen, aber – wie – können – wir wissen, woher – es – kommt?«

»Die – medizinischen – Lehrbücher – beschreiben – es, Bilder – zeigen – es; die Erfahrungen – Tausender – sind – niedergeschrieben – worden.«

»*Yoh!*« Er zog staunend die Brauen hoch.

»In – Australien – gab es – keinen – Medizinmann, der – einen Zauber – um mein – Haus – hätte – legen können, und – doch – bekam – ich dieses Leiden. Überall – in – der Welt – leiden – die – Menschen – daran.«

Ich griff in die Tasche und holte eine Injektionsspritze und eine Ampulle Adrenalin heraus.

»Großer Häuptling, ich – habe keine – Lust, diese – Fesseln – um – meine – Brust noch – länger – zu – ertragen. Mit – deiner – Erlaubnis – nehme ich – jetzt eine Medizin, die – stark – genug – ist, sie zu – sprengen.«

Ich brach die Spitze der Ampulle ab, rieb mein Bein mit einem Wattebausch ab, füllte die Spritze, setzte sie an und drückte mir den Inhalt unter die Haut. Hundert Augen beobachteten mich in sprachlosem Staunen.

Da sagte Daudi: »Der Buana hat eine ganze Menge starker Medizinen, die alle Übel, von denen ihr hier geplagt werdet, besiegen können.«

»*Yoh!*«, keuchte der Häuptling, »die – Medizin – macht seine – Brust – aber nicht – frei!«

»Kocht denn Haferbrei sofort?«, wies Daudi ihn zurecht, »und wird ein Ei ohne Gackern gelegt?« Einige der Umstehenden lachten. »*Yoh!*«, rief einer. »Seht ihn euch an!«

»*Ngeeh,* ich kann wieder leichter atmen. *Eh-heh!* Das ist doch ein feines Gefühl, auf einmal die Fesseln loszuwerden, die einem die Brust zuschnüren!«

Daudi blickte aufmerksam zum Dorf hinüber. Er sah Dinge, von denen er aufgrund seines afrikanischen Scharfsinns eine ganze Geschichte ableitete, die mir aber ohne Bedeutung schienen.

Der Häuptling und die Umstehenden beobachteten mich scharf. Nach einigen Minuten konnte Sumbili es nicht länger aushalten. »Buana, gib – mir auch von – dieser – Medizin, die – Fesseln – löst. Es – ist noch – etwas – in der Flasche.«

»*Ng'o.* Wenn es nun Gift wäre? Meinst du, ich möchte mit den Speeren deiner kräftigen Männer Bekanntschaft machen?«

»Buana, es – hat dich – nicht – vergiftet, so wird – es – auch mich – nicht – vergiften. Schau, die – kleine – Flasche – ist – noch halb – voll.«

»Vielleicht hilft es dir nicht, und dann wirst du böse. Ich möchte dir keine falschen Hoffnungen machen.«

Er schüttelte den Kopf. »Es – hat dir – geholfen. Es – wird auch – mir helfen.« Allgemeines Kopfnicken folgte. Unter den Umstehenden war zustimmendes Geflüster zu hören.

»Ich will es dir geben, großer Häuptling, denn unsere Medizinen helfen den Menschen. Wir beide haben das gleiche Leiden. Du hast gesehen, dass die Medizin, die ich genommen habe, mich befreit und mir nicht geschadet hat, und so möchtest du sie jetzt auch für dich.«

Er nickte. Ich füllte die Spritze, und einen Augenblick später begann das Medikament schon in seinem Körper zu arbeiten. Alle blickten ihn gespannt an.

Aus dem Dorf kam ein Geräusch, das Simba bestürzt aufsehen ließ. Er murmelte: »Der Medizinmann wird wütend, wenn er sieht, dass sein Zauber zerrissen ist.«

Die Leute schauten weiterhin erwartungsvoll auf ihren Häuptling.

Eine Minute verging. »Es – wirkt – nicht!«

»*Yoh!* Selbst in diesem Dorf wird aus einem Samenkorn nicht im Handumdrehen ein Maiskolben!«, sagte Daudi schnell.

Im Hintergrund erhob sich ungemütliches Trommeln. Es lag etwas Feindseliges in dem unruhigen Rhythmus.

Der Häuptling stand auf, und ein Lächeln überzog sein Gesicht. »Sie lösen sich, und mir wird leichter. *Yoh-heeh!* Das ist eine Medizin!« Er reckte wohlig die Arme. »*Hongo*, ich kann wieder atmen!« Er zog die Luft tief ein und ergriff meine Hände. »Das ist eine Wundermedizin, Buana!«

»Wenn man selbst gelitten hat, o Häuptling, versteht man auch die Leiden anderer und deren Ursachen besser.«

»Ja, Buana, und wir würden gern noch mehr von deiner Medizin bekommen.«

»Dann können wir uns also eine Zeit lang hier aufhalten?«

»*Ngeeh,* Buana. Meine Leute werden euch helfen.«

In kurzer Zeit war der Fahrweg freigeräumt, und bald stand unser Wagen im Dorf.

Elisa, der hinkende Zimmermann, überwachte das Ausladen. Wir hatten ein großes Zelt und einen zerlegbaren Schuppen mit, der aus Holzbauteilen aufgebaut werden konnte.

Das Zelt war schnell aufgeschlagen, und dann kam unser »mobiles Krankenhaus« an die Reihe. Wir fügten Balken ineinander, passten Schrauben ein, brachten eine Bretterverkleidung an, legten Fußbodenbretter und spannten das Segeltuchdach. In kurzer Zeit war alles gebrauchsfertig.

Plötzlich griff Simba nach seinem Knüppel, sprang ein paar Schritte vor, und es war mir, als schlüge er nach einem Schatten, doch er traf etwas mit deutlich hörbarem Schlag. Dann wandte er sich zu mir um.

»Panya, die Ratte, Buana!«

Er bückte sich, um sie aufzuheben.

»Nicht anfassen!«, schrie ich ihn an. Ich zog ein Paar Gummihandschuhe an, holte ein Einmachglas aus dem Wagen, beförderte das tote Tier mit einem Stock hinein und schraubte den Deckel fest zu. »Wir wollen uns das Glas nachher einmal ansehen; dann finden wir nicht nur eine tote Ratte, sondern auch lebendige Flöhe darin!«

Die Dorfbewohner umringten uns. »Was soll das alles, Buana?«, fragte einer.

»*Yoh*«, erscholl eine harte Stimme, »er macht Medizin aus Ratten! *Heeh*, das ist eine schlimme Medizin!«

»Da hast du recht. In diesem Glas ist eine ganz schlimme Medizin. Aber ich mache keine aus Ratten. Ist nicht in eurem Dorf eine böse Krankheit?«

Häuptling Sumbili nickte eifrig. »Ja, Buana, und wir sind sehr in Sorge. In unseren Häusern sind schon zwölf Menschen gestorben.« Er wies mit einer Kopfbewegung zu der Siedlung hin, die aus vierzig Meter langen Lehmhäusern mit flachen Dächern bestand und in der familienweise ein ganzer Clan mit Großeltern, Onkeln und Tanten lebte.

»Großer Häuptling, wird nicht erzählt, dass schlimme Medizinen vor Türen gelegt und böse Zauber ausgesprochen wurden?«

Er sah mich ein bisschen verwundert an, und dann nickte er. »Ja, Buana, das wird erzählt.«

Ich hielt das Glas mit der toten Ratte hoch. »Die Jäger im Urwald suchen nach der Fährte von Leoparden und Löwen, und wenn sie ihre Spuren finden, sagen sie: ›Hier sind sie vorbeigezogen.‹ In diesem Glas stecken, so glaube ich, die ›Fußspuren‹ eurer Krankheit. Die Ursache des Sterbens in eurem

Dorf ist nicht irgendeine Zauberkraft, es ist eine sehr böse Seuche, gegen die wir ein Mittel besitzen!«

Da stellte sich Simba neben mich. Ich sah, wie er seinen Knüppel fester packte. Seine Bereitschaft ließ mich aufmerken. Die Menge wurde unruhig. Sie wich scheu zurück und machte einer seltsamen Gestalt Platz: Es war Pumba, der Medizinmann. An den Handgelenken trug er große weiße Scheiben aus Elfenbein, und um seinen Hals hing ein Kranz von Leopardenzähnen.

Er war wütend. Er war so wütend, dass sein Kopfschmuck aus Büffelfell bebte. Wortlos blieb er vor uns stehen und starrte vor sich hin.

Plötzlich schwang er seinen geschnitzten Knotenstock, und ohne dass ich es hätte verhindern können, lag das Glas in Scherben vor meinen Füßen.

Simba wollte sich auf ihn stürzen, ich riss ihn zurück.

»Lass ihn! Er kann uns nichts antun. Die tote Ratte ist viel gefährlicher!«

Die Menge drängte zurück; einige rannten fort.

»Bring schnell Petroleum her, Daudi!«

Er reichte mir eine Laterne; ich goss das Öl auf das tote Tier und die Glasscherben, zündete ein Streichholz an, und schon loderte die Flamme empor. Ich atmete erleichtert auf, doch der Häuptling sah mich ganz erstaunt an.

»Warum tust du das, Buana?«

»Lass Gras und Holz bringen, damit das Tier zu Asche verbrennt. Ich werde dir nachher alles erklären.«

Medizinmann in Nöten

Die Dunkelheit brach sehr schnell herein, und so blieb zunächst nur wenig zu tun.

Pumba hatte ein kleines Feuer gemacht. Er kauerte auf dem Boden vor seinem Haus, dessen Dach und Wände aus lehmbeworfenem Weidengeflecht bestanden. Im Innern hatte sich ein Trauerspiel ereignet: In nur zwei Tagen hatte es in seiner Sippe drei Todesfälle gegeben; zuerst starb ein altersschwacher Greis, dann ein Kind, und erst kurz vor unserer Ankunft hatte es eine junge Frau getroffen.

Er schlug die Trommel in einem unheimlichen Rhythmus.

Ihm gegenüber kauerte eine alte Frau, die mit leerem Blick geradewegs vor sich hinstarrte. Von Zeit zu Zeit öffnete sie die Lippen und stieß einen Klageschrei aus.

Wir beobachteten die beiden.

»Er meint, mit seiner Trommel die bösen Geister verscheuchen zu können, Buana«, flüsterte mir Daudi zu.

Lautlos strich eine Eule vorbei und setzte sich auf das Dach.

»Es heißt, Medizinmänner gebrauchen die Eulen als Boten!«

Der Vogel schoss herab und verschwand wieder in der dunklen Nacht, eine Ratte im Schnabel.

Die Szene wurde durch den Halbmond und das flackernde Lagerfeuer gespenstisch beleuchtet. In einer Mischung von Furcht und Neugier standen die Dorfbewohner und schauten aus sicherer Entfernung auf Pumba und seine Gefährtin. Ununterbrochen trommelte der Medizinmann seine Botschaften durch die Nacht. Krankhafte Zuckungen schüttelten den Körper der Alten. Auch wir blickten wie gebannt auf dieses grausige Paar.

»Schau, Buana, hinter ihm!« Eine Ratte wankte schwerfällig aus dem schmutzigen Haus und brach dicht neben der Trommel zusammen. Ich machte einen Schritt vorwärts, aber Simba hielt mich zurück. »Nein, Buana, wenn du jetzt etwas unternimmst, werden alle wütend auf dich!«

»Aber wenn die Ratte dort liegen bleibt, könnte es ihn das Leben kosten!«

»Du musst dich jetzt ganz heraushalten, Buana!« Daudi sprach leise, aber sehr eindringlich. »Es ist eine Zeremonie der Stammesangehörigen. Er ruft nach ihren Vorstellungen die Ahnen herbei, und ihre Geister fahren in die alte Frau, seine Gehilfin. Es lohnt doch nicht, ihn vor etwas zu schützen, was ihn vielleicht gar nicht mehr bedroht, wenn man uns deswegen aus dem Dorf jagt, bevor wir irgendjemandem auch nur mit einer einzigen Pille oder Spritze haben helfen können!«

Ich fügte mich schweigend, aber eine innere Stimme warnte: ›Die Flöhe, die auf der Ratte sitzen, sind die große Bedrohung für alle!‹

Das Trommeln ging weiter.

»Hier nutzlos herumzustehen, bringt wenig«, flüsterte ich. »Wir wollen sehen, dass wir mit unseren Vorbereitungen zu Ende kommen.«

Wir richteten das Wageninnere zu einer rattensicheren Schlafstelle her. Die Medikamente, das Mikroskop, die Instrumente und das Sterilisiergerät, alles wurde bereitgelegt.

Es war ungefähr Mitternacht, als die vor dem Haus des Häuptlings stehenden Krieger eine Gestalt anriefen, die sich, den Hügel heraufkommend, dem Dorf näherte. Der Ruf der Wachen ließ Spannung und Kampfbereitschaft erkennen.

Dann aber drangen die Töne einer *ilimba* an unser Ohr.

»Das ist Mboga!«, rief Daudi und lief ihm entgegen. Er sprach schnell mit den Leuten des Häuptlings, die sich beruhigt wieder hinsetzten. Mboga, immer noch sein Instrument zupfend, grüßte sie im Vorbeigehen und kam auf mich zu.

»Lyaswa« (die Sonne ist untergegangen), grüßte er.

»Lyasweza« (sie ist wirklich untergegangen), dankte ich mit der formelhaften Redewendung.

»Viel Neues, Buana! Der Oberhäuptling M'temi sagt, dass er einverstanden ist, und damit keine Schwierigkeiten entstehen, kommt er selbst her. Er ist sogar schon unterwegs und beeilt sich, um ins Dorf zu kommen.«

»Das ist großartig. Und was bringst du aus Handali mit?«

»Der Onkel von Suliman, dem Inder, ist angekommen, und er wurde von vielen seiner Cousins begleitet. Sie sind vom Land *uhindi* (Indien) herübergereist. Sie hatten ziemliches Pech, denn in ihrem Gepäck war Panya, die Ratte, mitgereist. Sie ist unterwegs auf eine Weise gestorben, dass ihre Nasen noch lange daran denken werden. *Yoh*, wie sie geflucht haben!«

Ich zog den Zeitungsausschnitt aus der Tasche, der mich zuerst die Nähe einer drohenden Gefahr hatte ahnen lassen. Die Titel des Ausschnitts lautete: »Verheerender Ausbruch der Beulenpest in Bombay«.

Irgendwie hatte eine infizierte Ratte den Weg in das Gepäck gefunden. Sie war über den Indischen Ozean gereist, und obwohl sie selbst gestorben war, hatten ihre Helfer, die Flöhe, es fertiggebracht, am Leben zu bleiben.

»Palata, der alte Kerl, der mit Recht ›die Küchenschabe‹ genannt wird«, fuhr Mboga fort, »hat auf einem Strauch hinter Sulimans Laden eine Decke hängen sehen. Sie stank entsetzlich, aber das hat dem Burschen nichts ausgemacht. Er hat sie gestohlen und hier in dieses Dorf gebracht.«

Daudi sprang auf und lief zum Haus des Dorfhäuptlings. In einer Minute war er zurück. »Buana, jetzt ist alles sonnenklar. Palata hat die Decke hierhergebracht und an Pumba verkauft!«

»Ruf alle hierhin zusammen, Daudi! – Jetzt haben sich alle Steinchen zum vollständigen Bild zusammengefügt! Zunächst aber müssen wir uns gegen die gefährlichsten Feinde, die Flöhe, schützen!«

Wir bandagierten unsere Beine von den Schuhen bis fast zu den Hüften hinauf. Mboga brachte zwei Paar weiße Segeltuchschuhe zum Vorschein, die er im Laden des Inders gekauft hatte. Er und Simba, beide bis jetzt barfuß, zogen sie an. Ich prüfte die Bandagen und klebte die einzelnen Wicklungen mit kleinen Streifen Klebepflaster fest, damit sie nicht rutschten.

»Und jetzt bring die *dudu*-Kanone, die Flohspritze her, Elisa!«

Er hatte verstanden, brachte einen großen DDT-Zerstäuber und besprühte unsere Schuhe und Binden gründlich von allen Seiten.

Sämtliche Einwohner hatten sich eingefunden. Alles, was wir taten, wurde mit neugierigen Blicken verfolgt.

Der Medizinmann schlug noch immer seine Trommel. Hinter seinem Haus – offenbar nur wenige Meter von ihm entfernt – heulte eine Hyäne.

»*Kah*«, sagte Elisa und schüttelte sich, »das ist eine Nacht, in der es einem kalt über den Rücken laufen kann!«

»*Yoh*«, kam Mbogas Stimme, und ein ironischer Unterton schien in ihr zu liegen, »mir wird aber unter diesen Binden so heiß, dass es juckt, und ich kann mich nicht mal kratzen!«

»Die Leute wundern sich über unseren Aufzug«, brummte Daudi. »Sie glauben, wir verfügen über einen besonders starken Zauber.«

»Unsere Kattunbinden mit dem Flohmittel daran sind ein besserer Schutz als selbst die stärksten Zaubermittel. Wir wollen noch einmal mit dem Häuptling sprechen.« Ich musste ihn ohnehin über die Antwort M'temis unterrichten.

Der Medizinmann hörte plötzlich auf zu trommeln und verschwand in der Dunkelheit.

Wieder heulte die Hyäne, und unruhiges Gemurmel erhob sich. »Pumba hat sich in eine Hyäne verwandelt. Er geht jetzt und spricht einen bösen Zauber aus!«

»Pumba schleicht im Dunkeln herum«, zischte Simba. »Ich möchte ...«

Da sprang Daudi erregt auf. »Da drüben! Seht ihr? Eine ganze Reihe von Menschen mit Laternen!«

»*Eh-heh,* das ist sicher der Große Häuptling M'temi mit seinen Askaris[3]!«

Häuptling Sumbili war bereit, mit uns M'temi entgegenzugehen. Er sprach noch kurz mit seinen Wachen.

Ich wandte mich an Daudi: »Du bleibst mit Elisa hier, und ihr passt mit Sumbilis Wachen auf, dass alles ruhig bleibt und uns niemand in unseren Vorbereitungen stört. Auch darf niemand vorerst das Dorf verlassen! Ich gehe mit Sumbili, Simba und Mboga dem Großen Häuptling entgegen.«

Dann machten wir uns auf den Weg.

Die Lichterkette war noch ungefähr eine Meile von uns entfernt.

---

3 Anmerkung des Herausgebers: Als »Askaris« (von Suaheli für »Soldaten«) wurden vor allem in Afrika einheimische Soldaten oder Polizisten bezeichnet, die im Dienst der Kolonialtruppen europäischer Mächte standen.

Wir gingen ihr hügelabwärts entgegen. Wir sahen, wie sie sich an der Grenze des Dorfes nach rechts und links in zwei Reihen teilte. Kurz darauf machte die eine halt, während die andere weiterlief.

»*Yoh*«, sagte Simba, »das ist gut. Die riegeln das ganze Dorf ab und sperren jeden Pfad, der zu ihm hinführt. Und schau, Buana, der Große Häuptling selbst kommt mit einem seiner Leute zu uns.«

Bald standen wir M'temi gegenüber. Er war ein hochgewachsener und stattlicher Mann, dessen ganze Erscheinung Autorität ausstrahlte. Einer seiner »Polizisten«, der ein Gewehr über der Schulter und eine Laterne in der Hand trug und als persönlicher Diener fast ständig in seiner Nähe war, begleitete ihn.

Ich begrüßte ihn mit einem kräftigen Händedruck. »Dein Erscheinen, Großer Häuptling, bringt Freude in mein Herz und ein Gefühl der Sicherheit in deinen ganzen Stamm!«

Er nickte. »*Yoh*, Buana, ich weiß aus deinem Brief, dass es sich um eine sehr wichtige Sache handelt. *Sheeh*, wirklich, du siehst aus, als wenn du ein paar Nächte nicht geschlafen hättest.«

Ich zog ihn ein wenig zur Seite.

»*Eh-heh*, die Zustände hier im Dorf können einem schon den Schlaf vertreiben! Der Tod geht hier um, und zwar ein fürchterlicher Tod!«

»*Hongo*, was sollen wir denn tun, Buana?«

»Befiehl deinen Männern, dass sie niemanden – keinen Mann, keine Frau und kein Kind – aus dem Dorf hinauslassen. Wenn es einer versucht, muss er angehalten werden, und wenn einer Widerstand leistet und fortlaufen will, müssen deine Leute Gewalt anwenden.«

»Ich verstehe, Buana. Ein Schlag auf den Kopf wird ihn zur Vernunft bringen.«

»*Eh-heh,* wenn es unbedingt nötig ist! Aber deine Leute sollen dabei vorsichtig sein. Wir können nicht noch mehr Kranke gebrauchen, besonders keine mit eingeschlagenem Schädel. Und sag ihnen auch, wenn sie Ratten sehen, sollen sie diese sofort totschlagen und verbrennen.«

M'temi nickte zustimmend. Er gab sogleich seine Befehle, und ich atmete erleichtert auf, als das ganze Dorf von einer »Polizeikette« zuverlässig umstellt war.

»Großer Häuptling, es ist sicherer für dich und deine Männer, wenn ihr nicht zu nah an das Dorf herangeht. Auch wäre es klug, wenn du uns erlauben würdest, dich mit dem weißen Pulver zu bespritzen, das *dudus* tötet.«

Schon kam Mboga mit der Spritze zu uns.

»*Hoh*«, rief der Häuptling, »das Zeug stinkt aber!«

»Stinken oder nicht stinken, auf jeden Fall kann es dein Leben retten. Wenn schon deine Nase es nicht gern hat – wie muss dann erst den *dudus* zumute sein!«

»*Hongo,* gut, dann bespritze mich gründlich, Buana.«

Mboga erledigte es, und dann gingen er und M'temis persönlicher Diener daran, die gesamte Wachmannschaft mit der *dudu*-Kanone zu bearbeiten.

Der Große Häuptling war ein Mann der Tat. »Buana, was soll ich zuerst tun? Soll ich meine Häuptlinge zusammenrufen, damit wir die ganze Sache gemeinsam besprechen und ich dann weitere Befehle geben kann?«

»Häuptling Sumbili ist hier, er genügt vorerst. Deine Befehle werden schwerwiegend sein. Mindestens ein Haus muss niedergebrannt werden, und keine Ratte auf dem ganzen Hügel darf leben bleiben, sonst verbreitet sich die Krankheit im ganzen Land, und Tausende müssen sterben. Auch den Flöhen müssen wir natürlich zu Leibe rücken! Und – denk daran, Großer Häuptling, diese Seuche führt mit Recht den Namen ›der Schwarze Tod‹!«

Der Mann hatte verstanden. Er sah mir fest in die Augen und wandte sich Sumbili zu.

Erzählung am Lagerfeuer

Von rechts her erscholl in ungefähr hundert Metern Entfernung der laute Ruf eines Wachtpostens, der mit den anderen rings um das Dorf Stellung bezogen hatte. Es folgte aufgeregtes Schreien und Schimpfen, und dann tauchte der ganz verstörte Medizinmann auf; dicht hinter ihm mit aufgepflanztem Seitengewehr Mboga, der stolz und selbstbewusst dreinblickte.

In scharfem Befehlston brüllte Mboga »Halt!« Mir war nicht klar, ob Pumba die Bedeutung des Worts verstand oder ob er allein aufgrund der Schärfe des Befehls gehorchte; auf jeden Fall blieb er unvermittelt stehen. Mboga salutierte und meldete mit rauer Stimme: »Dieser Mann, der Medizinmann Pumba, hat versucht, aus dem Dorf zu fliehen. Er hat Widerstand geleistet, und ich habe ihn festgenommen und hierhergebracht.«

Wieder hörten wir das unheimliche Heulen der Hyäne. Als wir in die Richtung blickten, aus der es kam, sahen wir die Silhouette des widerwärtigen Aasvertilgers sich deutlich gegen den Horizont abzeichnen. Noch einmal drang das Heulen in unsere Ohren.

»Großer Häuptling, ist dein Sergeant[4] ein guter Schütze?«

---

4 Anmerkung des Herausgebers: Bei der Erwähnung dieses Begriffs ist im vorliegenden Buch derjenige Bewaffnete gemeint, der die Befehle des

»*Kabisa!*« (Unbedingt!)

»Darf er dieses Tier erschießen? Ich habe einen besonderen Grund.«

Er war einverstanden. Der Sergeant ging in den knienden Anschlag. Ich beobachtete gespannt, wie er langsam den Finger krümmte. Dann schoss ein Feuerstrahl aus der Mündung, und der Medizinmann wäre vor Schreck über den lauten Knall beinahe auf den Rücken gefallen. Wir konnten die Hyäne sehen. Es war, als würde sie plötzlich von einer Keule getroffen; sie überschlug sich und blieb regungslos liegen. Ich blickte M'temi an.

»In Pumbas Haus wütet die Seuche am schlimmsten. Er ist, wie du weißt, der Medizinmann des Dorfes. Er versetzt die Leute in Unruhe und Angst. Und sie sind überzeugt, dass die Stimme der Hyäne seine eigene ist. Er ist dort in den Felsen herumgekrochen und ließ diesen schleichenden vierbeinigen Aasräuber Schrecken in manches Herz jagen!«

Pumba kochte vor Wut, aber der Häuptling fuhr ihn in barschem Ton an, gegen den es keine Widerrede gab. »Du holst jetzt die tote Hyäne; du schleifst sie hinter dir her und lässt sie vor deinem Haus liegen! Und du, Mboga, gehst mit und gibst acht, dass er gehorcht.«

Mboga grüßte stramm, schulterte sein Gewehr und brüllte: »Marsch!« Dann zogen die beiden ab.

Häuptlings entgegennimmt, ausführt bzw. gegebenenfalls an die unter ihm Stehenden weiterleitet. Vom militärischen Dienstgrad her entspricht der »Sergeant« ungefähr dem deutschen Feldwebel oder dem Stabsunteroffizier.

Als sie zurückkamen und sich dem Dorf näherten, war Pumba damit beschäftigt, das tote Tier hinter sich herzuziehen. Dabei hörten wir Mbogas laute Kommandos: »Links, rechts, links, rechts …!«

Einige Burschen aus M'temis Begleitung hatten inzwischen trockenes Holz gesammelt und angezündet. Wir setzten uns, denn mir lag daran, den Häuptling so gründlich wie möglich über die Lage zu informieren. An Schlaf war ohnehin nicht zu denken, und es war noch Zeit bis zum Morgengrauen – bis zum Beginn der großen Jagd. Jemand kam mit schwankender Laterne den Pfad herauf.

»*Yoh*«, sagte M'temi, »ich habe vergessen, es dir zu sagen. Das ist noch einer von meinen Leuten; und Simbas Frau, die tüchtige Perisi, ist auch mitgekommen. Sie hat geahnt, dass es hier Arbeit gibt, die nur eine Frau tun kann.«

Simbas Gesicht strahlte vor Stolz und Freude. Bald saß Perisi mit uns am Feuer, und ich erzählte von der Krankheit.

»Sie ist tödlich. Aber sie war weitaus gefährlicher, als man ihre Ursache noch nicht kannte. Seitdem konnte schon viel getan werden. Aber was vor Kurzem geschah, war am allerwichtigsten: Es gelang, Medikamente herzustellen, die die Krankheit besiegen – diese Pillen hier. Ich habe auch eine Medizin mitgebracht, die mit einer feinen Nadel in den Körper des Kranken gespritzt wird. Das tun wir aber nur im äußersten Fall. Manchmal packt die Krankheit den Menschen an der Lunge. Dann können bei jedem Husten und bei jedem Niesen riesige Mengen von allerkleinsten Krankheitskeimen in die Luft geraten, und wer sie einatmet, wird ebenfalls krank. Das ist eine ganz tückische Sache.«

»*Yoh*, wie kann denn das geschehen?«, fragte M'temi.

»Perisi«, fragte ich, »in dem Sack, den du vorhin auf dem Kopf trugst, ist wohl Mehl?«

Sie nickte, und ich wandte mich wieder an den Häuptling.

»Du hast doch sicher etwas Schnupftabak in der Kürbisflasche, die ich in deiner Tasche sehe?«

Als er bejahte, sagte ich zu Simba: »Du musst mir helfen: Nimm bitte eine Handvoll Mehl in den Mund!«

»*Yoh*, ich weiß, was du jetzt machst, Buana. Ein bisschen Schnupftabak unter meine Nase, und ich muss gewaltig niesen!«

»So ist es. Ich möchte den Leuten zeigen, was mit den Keimen im Mund geschieht, die beim Husten oder Niesen mit winzigen Tröpfchen vier oder fünf Schritt weit hinausgeschleudert werden.«

Er nahm eine gute Handvoll in den Mund. Als der Häuptling ihm von seinem Daumennagel ein bisschen Schnupftabak ins Gesicht blies, rollte er die Augen, dann schlossen sie sich krampfhaft, er zog in kurzen Stößen den Atem ein, und dann brach es heraus: »Hatschi!!!« Eine weiße Wolke schoss vor und verzog sich langsam in der Dunkelheit.

»*Yoh*«, sagte der Häuptling, »wir verstehen, Buana, das ist wirklich eine gefährliche Sache. Aber du hast ja die Medizinen, die dagegen helfen.

Erzähle mir, wie man die Ursache herausgefunden hat!«

»Das ist wie ein Wunder. Erst vor ungefähr sechzig Jahren hat man es gefunden. Und in der Bibel (dem Buch des Gottes, zu dem ich bete) steht eine Geschichte, die irgendwie zu unserer Lage passt. Sie wurde vor mehr als dreitausend Jahren geschrieben – für jeden, der mit offenen Augen und mit Aufgeschlossenheit lesen kann.«

»*Koh*«, unterbrach mich M'temi, »erzähle uns davon.«

Ein Blick zum Horizont bestätigte mir, dass ich noch Zeit hatte, und so begann ich:

»Es war kurz vor der Zeit, als König David regierte. Die Philister, ein kriegerischer und grausamer Stamm, wohnten als Fischer an der Küste, und sie begannen Krieg gegen die Männer von Israel. Sie waren sehr geschickt und warfen ihre Speere mit großer Sicherheit. Außerdem waren sie sehr stark. Sie schwangen ihre Schwerter auf schreckliche Weise. In den Schlachten wurden die Männer von Israel geschlagen. Viele wurden getötet, sehr viele sogar, denn sie hatten einen schweren Fehler begangen: Sie hatten sich von dem großen Gott abgekehrt und gingen den Weg der Sünde.«

»*Koh*«, fiel Simba ein, »haben wir in diesen Tagen nicht erfahren, Buana, dass der Weg der Sünde der Weg des Todes ist?«

»Ja, so geht es immer. In dieser Schlacht starben allein viertausend von den Israeliten. Die ›Häuptlinge‹ des Volkes merkten, woran es lag. Deshalb ließen sie die Lade Gottes, die Bundeslade, holen. Das war eine sehr schöne große Truhe, die mit Gold beschlagen war. In ihr lagen drei Dinge – erstens ein Stab, mit dem im Land ihrer Gefangenschaft Wunder getan worden waren, zweitens die auf große Steintafeln geschriebenen Gebote ihres Gottes und drittens ein kleines Kästchen mit Manna. Das war ein ganz besonderes Brot, das Gott dem Volk Israel gegeben hatte, als es aus der Gefangenschaft auszog. Auf dem Deckel der Truhe standen zwei ganz aus Gold gemachte himmlische Wesen, die ausgebreitete Flügel hatten.«

»*Hongo*«, entfuhr es M'temi, »das muss ja ganz wundervoll ausgesehen haben, Buana.«

»Ja, das war wirklich so. Die ›Häuptlinge‹ sagten also: ›Wir wollen die Lade Gottes holen, dann werden wir siegen!‹ Dabei machten sie aber wieder einen Fehler. Was sie brauchten, war nicht die Lade allein, denn so schön sie auch war – sie war bloß eine Erinnerung daran, dass der mächtige Gott einmal mit ihnen gewesen war. Die Erinnerung nutzte ihnen aber nichts; Gott konnte ihnen den Sieg nur schenken, wenn er *jetzt* mit ihnen war. Aber solange sie sich nicht von der Sünde und dem Weg des Bösen abkehrten, würde Gott nicht mit ihnen sein können. Sie sahen das auch bald ein, denn die Philister kämpften mit großer Wut. Sie besiegten das Volk Israel und erbeuteten die Lade Gottes. ›*Heeh!*‹, riefen sie, ›der Gott Israels ist nicht stark. Die Macht unseres Gottes Dagon ist viel größer!‹«

»Buana«, fragte der Häuptling, »wie sah er aus, der Dagon?«

»Er sah aus wie ein riesiger Mann, der einen Fisch auf dem Rücken trägt. *Kumbe!* Also, die Priester Dagons trugen die Lade Gottes in ihren Tempel und sagten: ›Unser Gott ist viel größer und stärker als Jahwe, der Gott der Israeliten. Die heutige Schlacht hat es uns bewiesen!‹

Als die Sonne unterging, stand also der Götze Dagon an seinem Platz im Tempel, während man die Lade Gottes vor ihm abgestellt hatte. Sobald die Nacht hereinbrach, gingen die bösen und lichtscheuen Dinge vor sich, die zum Götzendienst der Priester Dagons gehörten.«

»*Koh*«, meinte Simba, »das kennen wir – die Opfer, die bei der Götzenverehrung unseres Stammes dargebracht werden. Das sind ganz üble Dinge, Buana.«

Er rückte näher ans Feuer und fasste seinen Speer fester. Eine bedrückende Stille entstand, bis M'temi mich aufforderte, weiterzuerzählen.

»Während in dieser Nacht die Priester Dagons schwelgten und tranken, geschahen im Innern des Tempels seltsame Dinge. Als der Tag anbrach, gingen sie hinein, um ihren Götzen zu loben und zu preisen. Sie hatten in der Nacht gar nichts gehört und ahnten auch nichts. Sie öffneten die Tür – und standen starr vor Schreck wie angewurzelt stehen: Das gewaltige Standbild ihres großen Götzen Dagon war umgestürzt und lag mit dem Gesicht am Boden – direkt vor der Lade des Gottes der Israeliten! *Kumbe*, wie mussten sie sich anstrengen, um Dagon wieder auf die Beine zu stellen! Sie konnten ja keine Hilfe holen, denn niemand durfte etwas davon erfahren. Den ganzen Tag waren sie in großer Unruhe und fragten sich immer wieder, wie das wohl geschehen konnte. War irgendein Verräter eingedrungen und hatte den schweren Koloss mit einem Brecheisen umgewuchtet? Aber einer allein hätte das gar nicht fertiggebracht, es hätte schon eine ganze Bande sein müssen.

In der folgenden Nacht verschlossen die Priester die Tür und stellten Wachen auf. Dagon stand wieder an seinem Platz, das Gesicht der Lade Gottes zugekehrt. Als sie aber am Morgen in den Tempel traten, stellten sie fest, dass ihr Götze erneut mit dem Gesicht zur Erde dalag, und zwar unmittelbar vor der Lade des Gottes Israels. Ihre Angst und ihre Bestürzung wurden noch größer, als sie sahen, dass diesmal sein Kopf und seine beiden Hände glatt abgebrochen waren, als hätte ein Scharfrichter sie mit dem Schwert abgehauen. *Yoh,* was bekamen sie jetzt für eine Angst! Das konnte doch kein Mensch getan haben!«

Ich hielt inne. Alle schwiegen.

Von dem Dorf her drang ein schriller Schrei, der alle, die am Feuer kauerten, erschauern ließ.

Kampfansage

Ich musste meine »eigenartige Geschichte« zu Ende bringen und fuhr mit der Erzählung fort. Ich beobachtete dabei, wie sich der blasse Streifen, der am fernen Horizont wuchs, in den Augen meiner Zuhörer spiegelte.

»Das Volk der Philister geriet in Angst und Sorge, und es hatte auch Grund dazu. Die Bibel berichtet uns, dass es die Hand Gottes war, die dieses ganze Volk schwer heimsuchte, wie sie ja auch seinen Götzen Dagon schwer geschlagen hatte.

Sehr viele Philister starben an einer unheimlichen Krankheit, die genau solche Schwellungen und Beulen entstehen ließ, wie wir sie oben im Dorf gesehen haben. Es war dieselbe Seuche, die Pest. Die Leute sagten: ›Wir werden wohl dafür bestraft, dass wir die Lade Gottes in unserem Land behalten.‹

Da beschlossen die ›Oberhäuptlinge‹, die Lade ins Land Israel zurückzuschicken. Sie sagten: ›Vielleicht verlässt uns dann die Krankheit!‹

Es gab aber einige, die meinten, man solle doch erst einmal feststellen, ob wirklich die Lade Gottes die Ursache sei, und sie trugen sie in eine andere Stadt ihres Landes. Da brach auch hier die Krankheit aus, und so wurde endlich beschlossen, sie wieder dorthin zu bringen, wohin sie gehörte.

Die ›Oberhäuptlinge‹ der Philister wollten aber sicher sein, dass der Gott der Israeliten auch wirklich zufriedengestellt wurde. Sie berieten sich untereinander, was sie zu diesem Zweck tun sollten. Einer ihrer ›Medizinmänner‹ sagte: ›Wimmelt nicht unser Land von Ratten und Mäusen? Sollen wir nicht für jeden unserer fünf *Oberhäuptlinge* eine goldene Ratte[5] und eine goldene Beule schicken, die ganz so geformt ist wie die Schwellungen, an denen wir leiden, seitdem wir krank geworden sind? Ich glaube, wenn wir das tun, wird der große Gott uns von dieser Plage befreien.‹ Und das geschah dann auch wirklich.«

»*Hongo*«, rief Simba, »siehst du es, Buana? Eine Menge Ratten, eine Menge Beulen – die Pest! So war es also damals schon: Wo die Ratten waren, war auch die Pest!«

»Ja, und auch hier besteht die große Gefahr, dass die Seuche sich ausbreitet.«

Wieder drang ein Todesschrei durch die Nacht. Ich stand auf und ging unruhig auf und ab.

»Großer Häuptling«, sagte ich zu Sumbili, »wir müssen jetzt handeln. Gerade beginnt es im Osten zu tagen. Ich will nun meine Vorschläge unterbreiten: Dank der Hilfe des Stammeshäuptlings M'temi und seiner Askaris ist das Dorf abgeriegelt. Niemand kann hinein oder heraus ohne …«, ich sah M'temi fragend an, »… ohne meine Erlaubnis.« Sofort nickte er zustimmend.

---

5 Anmerkung des Herausgebers: Deutsche Bibelausgaben sprechen in 1. Samuel 6 wohl durchgängig von »Mäusen«. Interessanterweise geben einige englische Bibelübersetzungen das Worten mit »Ratten« wieder.

»Innerhalb des Dorfes wollen wir zuerst die Ratten jagen und so viele wie möglich unter ihnen erlegen. Dann müssen wir Jagd auf die Flöhe machen. Auf diese Weise können wir verhindern, dass die Krankheit sich weiter ausbreitet. Gleichzeitig wollen wir diejenigen pflegen, die schon von ihr befallen sind. Je eher sie die Medizin bekommen, umso schneller und sicherer werden sie gesund. Und vor allem müssen wir uns um den gefährlichsten Seuchenherd kümmern, um das Haus des Medizinmannes Pumba …«

»Großer Häuptling«, unterbrach mich Simba und wandte sich an M'temi, »die meisten im Dorf haben Angst vor Pumba. Nur einer fürchtet ihn nicht, der Buana, der ja kein Afrikaner ist. In vielen Dingen ist er einer von uns, aber in ihm sitzt nicht schon von Kind an diese Furcht, die unsereiner nicht ablegen kann. Gib bitte dem Buana die Vollmacht zu tun, was er für das Beste hält. Und stärke auch die Hand des Häuptlings Sumbili«, fügte er leise hinzu, sodass es der Dorfhäuptling nicht verstehen konnte, »damit, wenn er Befehle erteilt, alle wissen, dass sie von dir kommen.«

Ich konnte sehen, wie Perisi ihren Mann mit stolzem Lächeln anstrahlte. Er hatte immerhin eine sehr heikle Angelegenheit auf recht geschickte Weise geregelt.

M'temi nahm seine hohe Stellung zu Recht ein. Er überlegte einen Augenblick, und dann ordnete er an: »Die Befehle des Buana sind die meinen. Er soll befehlen, und seinen Befehlen soll man gehorchen.«

Erschrocken nahm ich ihn zur Seite.

»Großer Mann, es wäre mir lieber, wenn ich zuerst mit Sumbili sprechen könnte, damit wir zusammen überlegen; aber die Befehle sollen von ihm ausgehen.«

Und so wurde es dann auch abgesprochen. Wir verabschiedeten uns von M'temi. Aber bevor wir ins Dorf zurückgingen, blieben wir alle noch einen Augenblick stehen. Ich bat den allmächtigen Gott, der schon vor dreitausend Jahren nach dieser schlimmen Pest eingegriffen und die Plage beendet hatte, uns in unserem Kampf gegen diese Krankheit zu helfen. Dabei war mir bewusst, dass er heute noch derselbe ist. Auch im Kampf gegen die schlimmere Krankheit, die menschliche Herzen befällt, bat ich ihn um Heilung.

Dann fasste ich M'temis Hand. »Leb wohl, großer Mann. Lass bitte auch bei dir alle Ratten töten, denn sie sind die größte Gefahr.« Sein Gesicht verzog sich zu einem selbstbewussten Lächeln.

»Der ganze Stamm von Panya, der Ratte, soll in den nächsten Tagen wenig Freude erleben!«

Wir gingen ins Dorf zurück. Unterwegs sprach ich mit Sumbili. »Wir wollen alle Bewohner zusammenrufen und ihnen die Lage kurz erklären; heute Abend dann werde ich es ausführlicher tun.«

Sumbili blieb stehen und legte eine Hand auf die Brust. »Buana, fühlst du auch auf deiner Brust die Beklemmung, die von der Krankheit kommt, an der wir beide leiden?«

Ich nickte, drückte eine Pille in seine Hand und schluckte auch selbst eine. »Wenn du den Strick um die Brust spürst, sag es mir immer sofort. Bevor er zu fest drückt, musst du eine Pille nehmen.«

»Buana, das ist eine wirklich gute Medizin.« Er dehnte die Brust und atmete tief, und dann gab er einen Befehl.

Eine Trommel begann zu schlagen, und die Leute strömten herbei. Auf allen Gesichtern lag Todesangst. Am anderen Ende des Dorfes sah ich Mboga vor dem Haus des Medizinmannes Posten stehen.

Sumbili richtete sich auf und lehnte sich auf seinen Speer. »M'temi, der große König unseres Landes, hat uns diese Nacht besucht. Er befiehlt, dass niemand versuchen soll, das Dorf zu verlassen. Seine ›Polizisten‹ haben es umstellt und passen genau auf. Wer es trotzdem versucht, wird mit Gewalt zurückgebracht. Die Gründe hierfür, die sehr stark sind, wird uns der Buana sagen.«

»Großer Sumbili«, begann ich, »und ihr alle, die ihr diesen Hügel bewohnt, der ›Matama‹ genannt wird: Eine große Not ist in unser Dorf gekommen. Vor zwei Nächten hat Simba einen Löwen mit Pfeil und Speer getötet. Alle, die in der Nähe unseres Krankenhauses wohnen, hatten große Angst, und sie wurden davon befreit. Aber heute ist das Dorf von Feinden umgeben, die viel gefährlicher sind als Löwen, auch viel hinterlistiger und vor allem viel zahlreicher: Sie bringen mit Sicherheit den Tod.«

Ein unruhiges Gemurmel erhob sich. Ich fuhr fort: »Vor mehr als zehn Generationen herrschte in der großen englischen Stadt London große Angst und Trauer. In einem Haus nach dem anderen wütete der Tod. Es gab ganze Häuser, in denen auch nicht ein einziger Mensch leben blieb. Diese verheerende Krankheit wurde ›Pest‹ genannt. Tausende und Abertausende starben, und dann kam ein großes Feuer, das die halbe Stadt bis auf den Grund niederbrannte. Da erst verschwand die Krankheit.

Ihr werdet jetzt wohl fragen: ›Woher war sie denn gekommen? War sie die Folge eines bösen Zaubers? – Des Zorns der Ahnen? – Der unheimlichen Macht der Medizinmänner?‹ Nein, da irrt ihr euch alle. Es waren die todbringenden kleinen Tiere, die auch hier zu Tausenden in eurem eigenen Dorf sind. Lasst mich es euch zeigen und beweisen, sodass eure Augen sehen und euer Kopf es begreift!« Mboga stieß einen Schrei aus. Alle wandten sich um und sahen, dass er hinter einer Ratte herrannte. Sein Speer sauste und heftete sie am Boden fest.

»Bring sie her, Mboga, aber lass sie an der Speerspitze!« Er kam näher, die Ratte hielt er sich respektvoll vom Leib.

»Daudi, hol die Dose mit Honig; Elisa, bring den platt geklopften Kanister, in dem wir früher einmal Petroleum aufbewahrt haben!«

Eine Minute später kauerte Daudi vor der Menge, die keine Anstalten machte, noch näherzukommen, und strich den Honig dick auf das Blech des Kanisters.

»Leg die Ratte vorsichtig mit dem Speer genau in die Mitte, Mboga. So, und jetzt passt mal alle gut auf. Dann werdet ihr etwas sehen und sogleich erkennen, was wir heute vor allem tun müssen. Kein Floh kann mehr als eine Spanne weit springen. Flöhe bleiben nicht auf toten Ratten sitzen. Gleich werden die ersten kommen, und dann wollen wir sie uns näher ansehen.«

»Da ist schon einer, Buana, schau!«, ertönte Simbas vor Spannung heisere Stimme. Der Floh war in den Honig gesprungen; er kämpfte, aber die klebrige Masse ließ ihn nicht mehr frei. »Da ist noch einer, Buana, und da noch einer und noch einer!«

»Mboga, zünde den Primuskocher an und setze einen Topf mit Wasser auf!« Als das Wasser kochte, zog ich lange Gummihandschuhe an, fasste die Ratte vorsichtig am Schwanz und warf sie hinein.

»*Yoh,* was macht er denn jetzt?«, flüsterten einige und drängten näher. Ich sah auf.

»Kein Floh bleibt in kochendem Wasser leben. Macht es so, wie ich es euch gezeigt habe, und es braucht niemand Angst zu haben, von einem der gefährlichen *dudus* gebissen zu werden.«

Dann sezierte ich die Ratte. Der Befund verriet einwandfrei, dass sie von der Pest befallen war. Dem Häuptling und denen, die in meiner Nähe standen, konnte ich es deutlich zeigen, und sie nickten verstehend mit den Köpfen. Ich nahm eine geschwollene Lymphdrüse des Tieres und strich sie auf ein dünnes Glasplättchen. Alle sahen neugierig zu, wie ich es färbte und trocknete. Darauf wurde einer der Flöhe aus dem Honig zwischen zwei Glasplättchen zerquetscht und gefärbt.

Das Mikroskop wurde hergeholt und auf eine Kiste gestellt. Ich ließ mein dickes Lehrbuch über

Tropenkrankheiten bringen, schlug die Abbildungen von Ratte und Floh auf und zeigte sie den Dorfbewohnern.

»Es steht fest, großer Häuptling, dass Panya und Pani sehr tückische Feinde des Menschen sind. Doch es gibt noch einen, der ganz winzig klein ist, aber sich als noch viel, viel gefährlicher erweist. Dieses winzige Lebewesen ist der eigentliche Keim der Pestkrankheit.«

Ich zeigte ihnen die Pestbakterien in dem Buch, und dann stellte ich das Mikroskop scharf ein. Und da waren sie – die unheimlichen, schnurförmig aufgereihten Bakterien, die sich im Körper des zerquetschten Flohs und in der Drüse der Ratte befanden!

Der Häuptling schüttelte den Kopf. »*Yoh*, Buana, das ist ja eine Sache, hinter der viel Weisheit stecken muss!«

»Ich sage euch, es ist eine Seuche, die unzählige Menschen in ganz Ostafrika töten kann. Aber es braucht niemand Angst zu haben. Ich habe die Medizin, die mit ihr fertigwird. Jeder, der geschwollene Drüsen hat, muss sofort zu mir kommen, und wir werden ihm die Medizin geben.« Dabei fuhr ich mit der Hand in die Leistengegend, um auf die besonders gefährdeten Stellen des Körpers zu zeigen. »Jeder von euch, der Fieber hat, muss ebenfalls kommen. Simba wird euch sagen, was ihr heute zu tun habt. Ihr müsst einen bösen Feind vernichten, und das muss sorgfältig, unbarmherzig und rücksichtslos geschehen.«

Angst vor Flöhen

Das ganze Dorf war von lähmender Furcht erfasst. Die Leute drängten sich in gedrücktem Schweigen vor dem Haus des Häuptlings. Simba trat heraus und lehnte sich auf seinen Speer. In seiner Haltung und seinem Lächeln schien etwas zu liegen, was Vertrauen einflößte.

»*Wandugu zangu*« (meine Freunde und Kameraden), erscholl seine tiefe Stimme, »lasst uns unsere Furcht loswerden, indem wir Dinge tun, die Sicherheit bringen. Lasst uns auch unseren Waffen vertrauen.« Dabei hielt er ein großes Glas mit Pillen hoch. »Der Buana hat Medizinen, die uns helfen. Alle, die irgendwo Schwellungen haben, sollen ihn sofort in dem Haus aus Segeltuch aufsuchen.« Er wies mit dem Kinn zu dem Zelt hinüber. »Und für diejenigen, die noch nicht krank sind, habe ich hier ...«, er schwenkte eine große DDT-Spritze über seinem Kopf, »... einen starken Schutz. In dieser Maschine, die aussieht wie eine Pumpe, ist eine Medizin, die Pani, den Floh, tötet. Sie kann euch keinen Schaden tun, denn sie ist aus dem Petroleum hergestellt, das wir alle für unsere Lampen brauchen, und mit fein gestoßenen Blättern der Pflanze Pyrethrum vermischt. Es ist keine Zauberei und Hexerei dabei. Es ist *dudu*-Gift, das für die Menschen harmlos, für die Flöhe aber tödlich ist. Elisa wird mich jetzt zuerst bespritzen, damit ihr seht, dass es ganz ungefährlich ist.«

Der Häuptling trat vor. »Bespritze mich auch!«

Daraufhin setzte allgemeines Gedränge ein. Simba rief:

»Bleibt zurück und stellt euch in einer langen Reihe auf, Elisa wird mit der Spritze zu euch kommen!« Darauf wandte er sich an Sumbili. »Großer Häuptling, lass Holz zu einem großen Feuer aufschichten. Und dann brauchen wir das große Ölfass. In ihm wollen wir Wasser kochen und es am Kochen halten. Jede Ratte, die gejagt wird, muss hineingeworfen werden. Lass niemanden die Tiere mit den Händen anfassen, nur mit dem Speer oder zwei Stöcken. Flohstiche können heute den Tod bedeuten. Eine tote Ratte ist eine gute Ratte, ein gekochter Floh ist ein harmloser Floh. Tote Ratten und tote Flöhe geben uns die Sicherheit, dass die todbringenden *dudus* uns nicht angreifen können.«

Heftiges Kopfnicken und eifriges Flüstern zeigten an, dass neue Hoffnung eingekehrt war.

Die Vorbereitungen für das Feuer wurden schnell und gründlich getroffen, und bald fing das Wasser in dem großen Behälter an zu brodeln. Perisi saß mit Block und Stift in der Nähe, notierte alles Wichtige und zählte die Ratten, die hineingeworfen wurden.

Vier Leute mit geschwollenen Drüsen waren in das Zelt gekommen. Daudi hatte ihre Namen aufgeschrieben, den Puls gezählt und die Temperatur gemessen. Mithilfe einer Injektionsspritze entnahm ich ihren Drüsen etwas diagnostisches Probematerial, um es unter dem Mikroskop zu untersuchen. »Buana«, sagte einer der Männer, »bist du sicher, dass du die richtige Medizin hast?«

»*Eh-heh*, ich bin ganz sicher, und ich vertraue ihr auch.«

»Und das wirst auch du in kurzer Zeit tun«, fiel Daudi ein. »Jetzt setzt euch alle vier hierher und streckt die Hand aus. Ich gebe jedem acht Pillen; zerkaut sie zu feinem Pulver und trinkt dann das Wasser, das ich euch gebe!«

Jeder bekam einen Becher, und bald war alles mehr oder weniger geräuschvoll mit Kauen und Schlucken beschäftigt.

Das Material auf dem Objektträger des Mikroskops verriet in allen Fällen, was ich befürchtet hatte: Alle Verdächtigen hatten die Pest! Ich schaute noch einmal genau hin, und da hörte ich Daudis erregte Stimme.

»Buana, bleib still sitzen, beweg dich nicht!« Seine Hand schnellte vor, und mit dem Daumen drückte er fest auf die Bandage an meinem Bein. Dann griff er mit dem Zeigefinger zu und sagte grinsend: »Da hab ich dich, du alter Pestbringer!«

Mit den Zähnen zog er den Korken aus einer Medizinflasche und fuhr mit dem Daumen über den Rand. Ein kleines schwarzes Etwas fiel hinein. »Sieh zu, wie du wieder herauskommst, du Biest!«, knurrte er und korkte die Flasche wieder zu.

Er gab sie mir, und ich betrachtete das Insekt, das verzweifelt umherhüpfte. »Jetzt möchte ich doch mal wissen, Daudi, ob es noch auf dem Weg zu mir war oder mich schon besucht hatte!«

Um die Mundwinkel meines afrikanischen Mitarbeiters zuckte es schalkhaft. »Buana, wenn du in deinen Leisten geschwollene Drüsen entdeckst, wirst du dich sofort bei mir melden, nicht wahr?«

Der Häuptling saß still vor seinem Haus. Ich ging zu ihm hinüber und fragte ihn nach seinem Ergehen, besonders auch, wie es mit dem Atmen war.

Er lächelte. »Es fängt wieder an, schwieriger zu werden.« Ich öffnete ein kleines Glas mit Pillen, legte ihm eine in die Hand und eine andere auf meine Zunge. Wir schluckten sie, setzten uns nebeneinander und unterhielten uns.

»*Yoh*, Buana, mein Herz schlägt dir voller Dank entgegen, dass du mich von diesem Übel befreit hast.«

»*Eh-heh*, der Angriff auf die Ratten ist im Gange. Als Nächstes müssen wir in jedem Haus eine besondere Medizin verbrennen, die die Biester hinaustreibt. Wir müssen die Türen und alle Löcher, durch die sie entwischen könnten, gut abdichten. Panya und ihre Brut werden wenig Freude an dem Rauch haben. Wenn dann die Tür aufgemacht wird, werden sie hinausrennen. Dann müssen wir bereitstehen.

Ich habe auch vergiftetes Futter für sie, das an Stellen ausgelegt wird, wo es sonst niemandem schaden kann. Es ist ein ausgesprochenes Rattengift, das für andere Tiere unschädlich ist. Außerdem brauchen wir ein Haus für die Leute, die morgen krank werden. Es muss gründlich gesäubert und ausgeräuchert werden, damit kein einziger Floh darin bleibt.«

»Das werden wir machen, Buana. Ich freue mich, dass alle anfangen, die Angst zu verlieren.«

»Ich glaube, die Panik weicht; Angst haben sie noch, und die müssen sie auch noch haben.«

Simba hatte eine Gruppe von etwa vierzig Männern und Jungen unter sich. Sie hatten sich darangemacht, im ersten Haus alle undichten Stellen in den Lehmwänden mit Lappen und Grasbüscheln zu verstopfen. Er kam mit einer Petroleumkanne zu mir, die in halber Höhe durchgeschnitten war und ihm als Blechdose diente.

»Buana, kann ich einen Beutel von der gelben Medizin bekommen?«

»*Eh-heh*, du findest sie in der großen Kiste Nummer drei. Mach das Säckchen darin auf und sieh nach, ob es auch die richtige ist.«

Er kam mit einem Säckchen zurück und öffnete es. Darin war eine mehlige gelbe Masse – Schwefel.

»Ich lege glühende Holzstückchen in die Dose, Buana, stelle sie mitten ins Haus, schütte den Schwefel darüber, renne hinaus und mach die Tür dicht.«

»Lass es dann eine Zeit lang brennen. Umstellt das Haus für den Fall, dass doch Ratten hinausgelangen, schlagt sie tot und werft sie in den Kessel. Lasst auch einige Männer etwas abseits vom Dorf ein tiefes Loch ausheben. Darin wollen wir die toten Ratten vergraben und auch die Hyäne, die noch vor dem Haus des Medizinmannes liegt. Jetzt sieht wohl manch einer, dass er das ganze Dorf an der Nase herumgeführt hat.«

Simba gab die entsprechenden Anweisungen, und um die Stimmung der Leute zu heben, ließ er eine Trommel schlagen. Die Rattenjäger sangen, und die anderen verrichteten ihre Arbeit im Rhythmus der Trommelschläge.

Schon nach kurzer Zeit kam Simba und erstattete Bericht.

»Alles ist bereit, Buana. Das Haus ist dicht, in einer Minute wollen wir die Tür aufreißen.«

»Sorge aber dafür, dass keine einzige Ratte entkommt!«

Er lächelte. »Na hör mal, wie ich die Sache eingerichtet habe, Buana. Zunächst stehen rund um das Haus sehr geschickte Männer mit Stöcken. Etwas hinter ihnen steht ganz dicht ein zweiter Ring. Das sind die Frauen und die Jungen. Um aber ganz sicherzugehen, habe ich hinter ihnen die schnellsten und gewandtesten Jäger des ganzen Dorfes aufgestellt. Diesen *fundis* wird auch nicht eine einzige Ratte entgehen. Sie werden alle toten Tiere sofort mit Speeren oder Schaufeln in den Kessel befördern.«

Der Trommler bearbeitete breit grinsend sein Instrument. Simba ging mit seiner Blechdose zum Feuer und legte einige glühende Holzstückchen hinein. Dann holte er tief Luft und verschwand in der Dunkelheit des Hauses. Durch die Tür konnte man sehen, wie er den Schwefel auf die Glut schüttete.

Eine Flamme schoss hoch, und Simba rannte hinaus. Die Tür wurde zugeschlagen und sofort gut abgedichtet. Elisa besprühte ihn sorgfältig mit der

Flohspritze, die von den Leuten als »*dudu*-Pumpe« bezeichnet wurde.

»Singt, Leute!«, rief Simba, »singt und stampft mit schnellen Füßen den Takt, damit die Herzen von Panya und Pani in Angst geraten. Alle nehmen jetzt ihren Platz ein und machen sich fertig. Augen auf! Haltet Stöcke und Speere bereit!«

Die Dorfbewohner warteten gespannt auf das Öffnen der Tür.

»Hört, Leute«, fuhr Simba fort, »die Medizin, die jetzt im Haus brennt und raucht, ist nicht gut für die Nase. Wenn ihr sie einatmet, tut euch der Hals weh, und ihr müsst fürchterlich husten. Bleibt deshalb weit genug zurück, wenn die Tür offen ist. Und denkt daran, dass in diesen Tagen Ratten gefährlicher sind als Löwen. – *Tayari* (fertig), Buana!« Er sah mit fragender Miene zu mir herüber. Ich nickte.

Die Tür flog auf. Fünf Sekunden lang geschah nichts. Dann kam eine Gruppe von vier Ratten. Im Handumdrehen waren sie erledigt. Zwei weitere huschten hinaus, und eine wäre beinahe entwischt. Simba selbst traf sie mit seinem Speer, als sie den zweiten Ring durchbrochen hatte.

Ein kleiner Junge sang: »*Saba, nane, kenda, kumi, kumi na moja* (sieben, acht, neun, zehn, elf).« Im Ganzen kamen fünfzehn Ratten aus diesem Haus!

Eine Stunde vor Sonnenuntergang waren alle Häuser bis auf das des Medizinmannes ausgeräuchert. Perisi hatte genau gezählt. »Buana«, sagte sie, »162 Ratten sind in den Kessel geworfen worden. Wir haben jetzt im Ganzen neun Kranke.«

Das war ein kurzer, aber exakter Bericht.

Elisa kam mit der Nachricht, dass das erste der gesäuberten Häuser zur Aufnahme von Patienten hergerichtet sei.

»Woraus besteht der Fußboden, Elisa?«

»Aus einem gestampften Gemisch von Lehm und Dünger, Buana.«

»Das ist gut. Unter solchen Umständen leben Flöhe nicht lange.«

»Oh, Buana, sie leben überhaupt nicht. Wir haben Flohpulver versprüht und unsere Spritze immer wieder von Neuem eingesetzt.«

Daudi tippte mir auf die Schulter. »Schau mal da oben, Buana!« Hoch über uns kreisten Geier. »Sie wissen, dass es in diesem Dorf Tote gibt; vielleicht sind es auch nur die toten Ratten. Wir wollen sie alle vergraben, und auch die Hyäne.«

Eine freudig lärmende Gruppe zog zu dem fast zwei Meter tiefen Loch, das inzwischen ausgehoben war. Simba schleppte die Hyäne am Schwanz hinter sich her und wirbelte sie plötzlich durch die Luft. Als sie in dem Loch verschwand, jubelten die Jungen. Der Wasserkessel mit seinem abstoßenden Inhalt wurde hineingegossen und das Loch zugeschaufelt.

»*Yoh!*«, sagten einige, »die tun keinem mehr etwas zuleide!«

»Ja«, bestätigte Simba, »wir haben ›einen Tod erschlagen‹ und eingegraben, der uns alle hätte mit hinunternehmen können.«

Das Bewusstsein der Todesnähe legte sich erneut auf die Leute. Befangen schauten sie zu mir hin. Es war eine bedrückende Stille.

Drei Große und drei Kleine

Um das ganze Dorf waren Rattenfallen und nach einem bestimmten Plan Gefäße mit vergifteter Kleie aufgestellt worden. Elisa berichtete mir, dass er schon zwei große Dosen Insektenpulver versprüht habe.

»Das ist gut; du brauchst nicht damit zu sparen. Lass heute Abend alle Einwohner antreten und bearbeite sie noch einmal mit der Spritze.«

»*Yoh*«, sagte Elisa, »nicht nur Flöhe, auch andere *dudus* werden wenig Freude an unserem Besuch hier im Dorf haben.«

»*Eh-heh,* es wird hier jetzt auch viel weniger Jucken und Kratzen geben als sonst.«

Dann ging ich zum Häuptling hinüber. Er saß in der Nähe des Feuers.

»Buana«, sagte er, »meine Brust wird wieder eng.«

»Hier bitte, nimm eine von den Pillen!«

Er lächelte und schluckte sie. »*Assante* (vielen Dank). Es ist wirklich eine gute Medizin.«

Inzwischen hatten sich noch drei einflussreiche Männer des Dorfes zu uns gesetzt. Ich wies mit einer Kopfbewegung zu einem bestimmten Haus hin. »Da drüben ist einer, dem hinter seinen Lehmwänden angst und bange sein muss.«

Sumbili nickte. »Da hast du recht, Buana. Der Tod hat in diesem dunklen Haus ganz schön gewütet.«

»Von dort droht uns allen die größte Gefahr. Deshalb müssen unbedingt Wachtposten davorstehen. Ich will auch erklären, warum dies so ist.«

Elisa hatte gerade einen Petroleumkanister geöffnet, um unter Beimischung von Pyrethrum neues Insektenpulver herzustellen. Ich bat ihn, einen tüchtigen Guss Petroleum auf den Boden zu schütten.

»Mit dem Dorf ist es wie mit diesem Boden. Er besteht aus Erde und ist von trockenem Gras bewachsen. Er sieht aus wie immer und scheint ganz ungefährlich zu sein.«

Ich holte ein Streichholz aus der Tasche, und in Sekundenschnelle loderten die Flammen hoch. Ein Windstoß trieb sie weiter, und wir mussten uns einige Minuten lang tüchtig anstrengen, um sie wieder zu ersticken.

»*Yoh*, Buana, das war aber eine gefährliche Sache«, keuchte der Häuptling.

»Da hast du recht. Genauso gefährlich ist Pumbas Haus! Es ist wie eine Schachtel Streichhölzer; jeden Augenblick kann es das ganze Dorf in größte Gefahr bringen, wie ihr das eben an der Flamme gesehen habt.«

Während ich noch sprach, erscholl aus Pumbas Haus wieder ein gellender Klageruf, der alle mit Grauen erfüllte. Ich lief mit dem Häuptling hin und rief mit lauter Stimme:

»Pumba, können wir dir helfen?«

Es kam keine Antwort.

Ich winkte Daudi herbei und sprach leise mit ihm. Er nickte eifrig mit dem Kopf.

»Sie werden ihre Toten im Haus begraben, Buana. Das ist Brauch in unserem Stamm.«

In den Augen der Dorfbewohner war alle Jagdfreude erloschen. Niedergeschlagen und verzagt hockten sie sich nieder, und einige sahen drein, als sollten sie zwischen zwei Reihen der Askaris Spießruten laufen. Mein Blick fiel auf Mboga. Seine Finger jagten aufgeregt über die Saiten seiner *ilimba,* und wie besessen sang er dazu.

»Kommt ans Feuer!«, rief Daudi. »Der Buana hat euch etwas zu sagen, was Freude in eure Ohren und Trost in eure Herzen bringen wird.«

Er legte eine Hand auf meinen Arm. »Buana, wenn du jetzt zu den Leuten sprichst, dann bitte ganz ruhig und in ganz einfachen Bildern, denn so verstehen sie alles am besten. Sie sind ängstlich und übermüdet, und dann ist der Kopf geschwächt, aber die Nerven sind zum Zerreißen gespannt.«

Daudi hatte recht. Ich musste mit den Leuten sprechen.

Der Häuptling setzte sich auf einen Schemel und zog einen zweiten für mich heran. Die Leute warfen mir gleichgültige, einige aber auch feindselige Blicke zu. Ich lehnte mich auf einen langen Speer, um den ich einen der Männer gebeten hatte, und lächelte sie freundlich an.

»Sagt mir doch mal, Leute, wer im Urwald der Stärkste ist. Ist es Nhembo, der Elefant, oder Simba, der Löwe oder vielleicht Chewi, der Leopard?«

Man konnte beinahe mit Händen greifen, wie sich die nervöse Spannung lockerte. Erstauntes Flüstern und kaum unterdrücktes Lachen liefen durch die Reihen meiner Zuhörer. Dann sagte jemand: »Buana, alle diese großen Tiere müssen wir fürchten!«

»*Eh-heh,* ich habe von Menschen gehört, die auf Bäume klettern und sich vor dem Elefanten retten oder sich mit Speer, Pfeilen und Bogen bewaffnen und Leoparden und Löwen bekämpfen. Aber *yoh,* hört euch mal meine Geschichte an:

Einst trafen sich Löwe, Leopard und der rotäugige Elefant im Urwald. Jeder rühmte seine Kraft und Wildheit, indem er erzählte, wie er es anstellt, die Menschen in Furcht und Schrecken zu versetzen. Der Elefant trompetete: ›Ich komme mit flatternden Ohren, aufgerichtetem Rüssel und drohend erhobenen Stoßzähnen angestampft. *Yoh,* wie sie rennen, wenn sie mich hören!‹

Der Leopard lächelte und entblößte dabei sein fürchterliches Gebiss. ›Mir genügt meine Stimme‹, schnurrte er nach Raubkatzenart. ›Mein dumpfes Knurren allein lässt die Menschen in panischer Angst davonstürzen. *Hueegh,* sie schreien wie wahnsinnig, und das Blut erstarrt in ihren Adern.‹

Da hob der Löwe seinen Kopf. ›Wenn schon deine Stimme so wirkt, wie du sagst – was meinst du denn, was passiert, wenn ich brülle?‹

Aus einem kleinen Spalt zwischen zwei großen Felsbrocken nickte ihnen Panya, die Ratte, grüßend zu. ›Ihr Großen, ihr seid zu dritt. Natürlich seid ihr die mächtigen Herren des Urwaldes und rühmt euch eurer majestätischen Erscheinung und gewaltigen Kraft. Aber ich und meine zwei Mitarbeiter, wir haben alle drei bequem Platz in diesem kleinen Spalt. Wir nennen uns *das P-Trio*. Ich, Panya, die Ratte, spreche für die beiden anderen mit, denn deren Stimmen sind zu leise, als dass ihr sie hören könntet. Es sind Pani, der Floh, und Pestis, der *dudu*. Wir drei Kleinen fordern euch drei Großen zu einer Kraftprobe heraus, die drei Tage dauern soll. Wir wollen die Menschen in ihren Häusern angreifen und sehen, wer ihnen am meisten schaden kann.‹

Der Elefant hob seinen Rüssel zu einem dröhnenden Lachen. ›Wir werden trompeten und knurren und brüllen. Wir werden stampfen und mit Rüssel, Hauern und Zähnen zermalmen und zerreißen. Und was kannst du tun, kleine Ratte? Ich kann dich ja mit meinen Füßen zu Brei zertreten!‹

›Da hast du recht‹, gab die Ratte ohne Weiteres zu. ›Aber es geht ja hier um die Menschen! Wir wollen sehen, ob sie euch, die drei Großen (Elefant, Löwe und Leopard), oder uns, die drei Kleinen (Panya, Pani und Pestis), mehr fürchten müssen!‹

Und so kam man also überein. Während der ersten drei Tage traten die Großen in Aktion, und ihre Stimmen erschütterten den Urwald. Es waren Tage des Schreckens. Die Menschen bewaffneten sich mit Speeren sowie Pfeilen und legten Feuer.

Nhembo, der Elefant, versetzte sich in sinnlose Wut. Seine kleinen Augen wurden blutrot, er schlug wie wild mit dem Rüssel um sich, und seine großen Ohren flatterten erschreckend. Er stampfte umher, brach krachend die Äste von den Bäumen, zertrampelte die Getreidefelder und verwüstete die

Kornhaufen. Als er an ein Haus kam, drückte er mit seinem schweren Körper die Mauer ein, packte mit dem Rüssel einen Mann und schmetterte ihn zu Boden, sodass er starb. Das ganze Dorf rottete sich zur Abwehr zusammen, und mit Speeren, Pfeilen und kluger List gelang es, ihn in den Urwald zurückzutreiben.

Der Leopard sprang aus dem dichten Laubwerk eines Baumes heraus und riss eine Viehherde. Als sein wütendes Knurren ertönte, wagte niemand, die Tür zu öffnen. Bei Tag und Nacht hielten starke Männer mit frisch geschärften Speeren Wache. Der Löwe kam in der Dämmerung, und obwohl er mit jeder seiner Pranken einen der am Lagerfeuer Sitzenden tötete, wurde er mit brennenden Fackeln aus dem Dorf vertrieben. Noch heute hat er an seiner rechten Schulter die schlecht vernarbte tiefe Wunde, die ihm ein gut gezielter Speerwurf beibrachte.

Am dritten Tag kam Panya zu ihnen. ›Lasst eure Stimmen schweigen und legt eure mächtigen Körper zur Ruhe, denn jetzt fangen wir drei an!‹

Die großen Tiere konnten nicht einmal lachen, so erschöpft waren sie. Sie saßen im kühlen Schatten, während Panya durch das niedrige Gras ins Dorf huschte. Die Menschen bauten die Häuser wieder auf, die der Elefant zerstört hatte. Andere lagen mit schmerzverzerrten Gesichtern in der Sonne und litten an den Wunden, die die Zähne des Löwen und die Tatzen des Leoparden ihnen beigebracht hatten. Nicht ein Einziger nahm auch nur die geringste Notiz von Panya.

Sie blieb unter einem Getreidebehälter sitzen und sagte zu Pani, der auf ihrem Schwanz saß: ›Die Klagen über das Leid, das die großen Tiere den Menschen zufügten, sind bald gestillt. Jetzt aber machen wir uns an unsere Arbeit!‹

Der Floh nickte. ›Die Sache ist furchtbar einfach. Du brauchst, liebe Ratte, nicht einmal deine Zähne zu benutzen, du brauchst mich nur an die richtigen Orte zu tragen. Ich habe dann Pestis bei mir, ein winziges Geschöpf – so winzig, dass deine und auch meine Augen es nicht sehen können. Die Menschen haben kaum Angst vor dir, Panya. Sie veranlassen nur die Kinder, mit Steinen oder anderen Gegenständen nach dir zu werfen. Über mich ärgern sie sich, fürchten mich aber nicht. Wenn sie am Lagerfeuer scherzen und sich über jemanden lustig machen wollen, sagen sie: *Er ist so harmlos, dass er keinem Floh etwas zuleide tun könnte.* Und was auf uns zutrifft, das gilt noch viel mehr für unseren dritten Helfer, den *dudu* Pestis. Niemand fürchtet ihn und denkt überhaupt an ihn. Wenn nicht einmal wir ihn sehen können – wie ist es dann erst um die Augen der Menschen bestellt, wenn sie keinerlei Hilfsmittel haben!‹

Da kam die zierliche Stimme des *dudu*: ›Lasst uns anfangen! Panya, schleich du dahin, wo Menschen liegen und schlafen. Pani, spring sie an und beiß sie, sodass sie ihre Haut mit ihren plumpen Händen kratzen. Dann vergifte ich die Stellen, an denen sie kratzen, und verseuche sie mit all dem, was sich in meinem kleinen Körper befindet. O meine Gefährten, auf diese Weise werden wir töten in einem

Ausmaß, von dem Löwe, Leopard und Elefant nicht einmal träumen und das sich auch der Mensch nicht vorstellen kann!‹

Es lag etwas absolut Tödliches in der leisen Stimme des Pestbazillus, der weitersprach: ›Dein Geschlecht, Panya, vermehrt sich schnell. Du, Pani, kannst Tausende von Eiern legen, aus denen nach wenigen Tagen Junge schlüpfen. Aber in unserer Familie geschieht das alle zwanzig Minuten! Ich sage es noch einmal: Alle zwanzig Minuten werden aus einem von uns zwei. So werden von einem Morgen zum anderen aus jedem von uns viele Millionen. Komm, Panya, ans Werk! Komm, Pani, fangen wir an!‹

Und dann huschten, sprangen und krochen die drei todbringenden kleinen Kreaturen durch das Dorf. Die Bewohner wurden von Fieber geschüttelt, Beulen traten an ihren Körpern auf. Sie siechten dahin, und die ganze Gegend war erfüllt von Weinen und Wehklagen um die Gestorbenen.

Als die drei Tage um waren, kehrte die Ratte in ihr Versteck zurück, der Floh hüpfte wieder auf ihren Schwanz und sagte: ›So, die drei Tage haben genügt, dass mindestens tausend Menschen gestorben sind, und wir, die drei Kleinen, haben das fertiggebracht! Die Großen stampfen und reißen, brüllen und trampeln, und ein halbes Dutzend stirbt. Wir arbeiten geräuschlos, wir beißen mit Zähnen, die man nicht spürt, und es sterben Tausende!‹

Aus ihren kleinen Kehlen kam ein schreckliches Gelächter, aber es war so leise, dass niemand es hörte und niemand sich ängstigte.«

Ich hielt inne. Alle blickten mich in höchster Spannung an.

»Heute ist in unserem Dorf Matama die Ratte Panya gefährlicher als jeder rasende Elefant. Denkt daran: Der vergiftete Pfeil, der sogar einen schweren Elefanten töten kann, ist klein und schlank. Ein kleines Kind könnte das Stückchen Eisen, das an seiner Spitze befestigt ist, tragen – so leicht ist es. Und das Gift, womit die Spitze bestrichen ist, hat sogar auf dem Nagel eures kleinen Fingers Platz, und doch reicht es aus, um einen Elefanten zu töten.«

Rattenfänger

Ein kleiner, erbärmlich mager aussehender Hund hatte sich in den Kreis verirrt. Er blieb vor mir stehen und grinste mich freundlich an. Dabei schien eine leise Frage in seinen großen braunen Augen zu liegen. Ich schnippte mit dem Finger und sagte: »*Mbukwa, 'Seko*« (Guten Tag, Jolly). Das Ringelschwänzchen begann heftig zu wedeln.

»*Yoh!* Du hast Kopf und Schwanz, und beide werden nur durch Haut und Knochen notdürftig zusammengehalten.« Das Grinsen schien sich zu verstärken, und das Schwänzchen wedelte noch schneller.

»Du könntest einen dicken Knochen mit recht viel Fleisch daran gebrauchen, kleiner Jolly, und wenn du wolltest, könntest du uns auch gut bei unserer Jagd auf Ratten helfen.«

Und dann merkte ich, dass ich nicht nur einen Hund vor mir hatte, denn auf einmal stand neben ihm ein etwa zwölfjähriger Junge, der eine Hand vor sein linkes Auge hielt und mit ängstlicher Stimme fragte: »Buana, bekommen auch Hunde diese schlimme Krankheit?«

»Glücklicherweise nicht.«

»*Yoh*, das ist eine gute Nachricht für unsere Ohren. Wir hatten schon Angst, er und ich!«

»*Hongo*, fütterst du deinen Freund denn auch regelmäßig?«

Er trat näher, und da sah ich, dass er genauso unterernährt war wie sein Hund. Ruhig sagte er: »Wenn etwas zu essen da ist, teilen wir es ehrlich.«

»*Ngeh!* Wie wäre es denn, wenn ich euch beide zur Rattenjagd in Dienst nähme und mit drei Mahlzeiten am Tag bezahlte?«

Vor Überraschung ließ der Junge für einen Augenblick den Arm sinken. Eine walnussgroße Geschwulst entstellte die linke Gesichtshälfte und ließ das Auge grotesk verzerrt erscheinen. Sofort flog die Hand wieder zum Schutz hoch, und er sah zum Hund hinunter, um seine Verwirrung zu verbergen.

»Na, kleiner Jolly mit dem Wackelschwänzchen«, fuhr ich fort, »wärest du wohl bereit, mit deinen scharfen Zähnen unter dem Geschlecht von Panya, der Ratte, aufzuräumen?«

Das Tier blickte mich erwartungsvoll an, als verstehe es jedes Wort. Dann gingen seine Augen zu dem Jungen, und der fragte: »Buana, hast du Hunde gern?«

»*Ngeeh*, sehr gern.«

»Er hat dich auch gern, Buana. Aber woher weißt du seinen Namen?«

»Der passt doch zu ihm wie der Deckel auf den Topf. Aber sag mal, wie heißt du?«

»Sie nennen mich ›Chimate‹.« Ich übersetzte im Stillen: Das bedeutete »kleiner Auswurf«!

»Wie heißt dein Vater?«

»Er ist tot, Buana.«

»Und deine Mutter?«

»Sie ist auch tot.«

»Wo wohnst du denn?«

»Mal hier, mal da. Die Leute geben sich nicht gern mit meinesgleichen ab.« Er nahm die Hand vom Gesicht und sagte mit gepresster Stimme: »Hast du mich noch nicht richtig angesehen? Haben mich nicht die bösen Geister gezeichnet? Muss man sich nicht schämen, mit mir überhaupt zu sprechen?«

Der kleine Hund drängte sich an ihn und leckte ihm die Hand, und Chimate kraulte ihm die langen Ohren. Dann drehte er sich halb um und riss das schwarze Tuch von seiner Schulter, sodass zwei faustgroße Beulen sichtbar wurden, eine im Rücken und eine mitten auf der Brust. »Siehst du sie, Buana?«

»Ja, Chimate, ich sehe sie. Aber sag, wollt ihr beiden mir helfen?«

Er zog das Tuch langsam an seinen Platz zurück und führte die Hand automatisch wieder vors Gesicht. »Ja, Buana, das wollen wir.«

»Das ist sehr gut. Aber zuerst musst du einen neuen Namen bekommen, der zu deiner wichtigen Aufgabe passt. Ich werde dich ›Goha‹, den Speer, nennen.«

Auf seinem Gesicht strahlte ein freudiges Lächeln. »*Kah*, kleiner Hund«, sagte er und streichelte Jolly den Rücken, »das ist ein reines Wunder – ein schöner neuer Name für mich und eine tüchtige Arbeit für uns beide!«

»Und zuerst ein ordentliches Essen! Aber vorher müsst ihr noch etwas erledigen.« Vier Augen blickten mich erwartungsvoll an.

»Ratten haben Flöhe, und Flöhe hassen Wasser und Seife. Man sieht sie nicht oft, und sie sind nur schwer zu erwischen; aber sie sind unsere schlimmen Feinde. Alle meine Helfer waschen sich häufig und gründlich. Hier ist heißes Wasser und Seife. Und nun wollen wir gleich anfangen.«

Als Jolly eingeseift wurde, zum allerersten Mal in seinem Hundeleben, schloss er ergeben die Augen, als füge er sich still in ein schweres, aber unvermeidliches Schicksal, und als er mit Wasser begossen wurde, machte er ein so klägliches Gesicht, dass ich laut auflachen musste. Goha sah mich unsicher an; seine Blicke folgten meinen Augen zu dem Hund hin, und als er nun in mein Lachen einstimmte, sah er auf einmal ganz verändert aus.

»Jetzt bist du dran, Goha, und dann gibt es Essen.«

Hinter einem dicken Affenbrotbaum wusch er sich gründlich, wobei ihm der Hund in angemessener Entfernung zuschaute. Ich holte zwei Längen weißes Tuch und warf sie Goha zu. »Verbrenne die alten Tücher und komm dann essen.«

Während ich am Mikroskop arbeitete, saßen beide in der Nähe. Goha ließ es sich schmecken, und auch Jolly schmatzte zufrieden. Nach einigen Minuten hörte ich ein tiefes Aufseufzen, und Goha sagte lächelnd: *»Twa!«* Das war ein Wort, das man gebraucht, wenn eine Flasche bis zum Überlaufen voll ist. Dann kam er zu mir herüber. »Buana, was ist mit meinen Beulen?«

»An denen bin ich sehr interessiert.«

»Du hast nichts über sie gesagt, Buana, und sie auch nicht schief angesehen.«

»Diese Beulen werden wir behandeln und schmerzlos entfernen. Aber das kommt später. Zunächst müssen wir uns um die Ratten kümmern. Nachdem du dieses Pulver über Jolly gestreut hast, müsst ihr unermüdlich jagen. Fass aber die Ratten nur ja nicht mit der Hand an! Hier ist eine Dose mit Deckel; tu sie da hinein!«

Als Goha und Jolly abgezogen waren, kam Mboga an die Tür. »Zwei neue Krankheitsfälle, Buana.«

Eine Stunde später, ich bürstete eben meine Hände, erschien Simba. »*Yoh*, Buana, es gibt eine böse Nachricht. Die Dorfbewohner beginnen zu murren; sie haben zu viel Zeit und sehr große Angst.«

»Nenne mir das Heilmittel, Löwentöter.«

»Wir könnten etwas gebrauchen, was ihrem Magen und ihren Ohren Freude bereitet.«

»Und das wäre?«

»Gebratenes Fleisch, Buana!«

»Mmm! Ein starkes Gegengift gegen Angst!«

»Der Sergeant der Askaris könnte doch einige Böcke schießen, und –«

»Ja, wirklich: Das ist ›höhere Weisheit‹! Ich werde ihm ein paar Worte schreiben.« Sie lauteten:

»Tüchtiger Scharfschütze,

Dein Gewehr spricht Worte, die Freude in die Herzen vieler Leute bringen können. Willst du es zweimal sprechen lassen? Ein bisschen Fleisch würde den Wachen ihren Dienst versüßen und die Unruhe im Dorf verscheuchen! Möge dein Auge so scharf und dein Zeigefinger so ruhig sein wie gewöhnlich!«

Simba, dem ich das Schreiben vorlas, war völlig einverstanden. »Es wird Erfolg bringen, Buana«, versicherte er.

»Das wäre für den Magen. Und was bieten wir den Ohren?«

»Das Grammofon, Buana, und die schwarzen Platten, die sich drehen! Die neuen, die von Gott erzählen und auf denen Lieder gesungen werden, sorgen dafür, dass die Leute stundenlang zuhören.«

»*Hongo,* Simba. Du hast heute wieder gute Gedanken.«

»*Ng'o,* Buana, sie stammen von Perisi. *Heeh!* Sie denkt an alles!«

»Buana«, hörte ich eine Stimme hinter uns, »eine neue Dose, bitte. Diese hier ist *twa,* so viele Feinde sind schon drin.«

Goha hob den Deckel ein wenig, und wir sahen sie vollgestopft mit toten Ratten.

»Jolly ist bei der Jagd auf diese Tiere flinker als ein Leopard.«

»*Hongo,* er ist ein tüchtiger Jäger«, bestätigte Simba.

Goha strahlte. »Vielleicht ein bisschen mager, aber sehr flink.«

Ich lächelte. »Simba, der große Löwenjäger, wird euch beide mit Freuden in seine Truppe aufnehmen.«

Simba nickte feierlich und sagte anerkennend: »Goha ist wirklich der richtige Name für dich.«

»Der Buana hat ihn mir gegeben. Viele nennen mich noch ›Chimate‹, aber –«

»Der Buana hat es richtig gemacht. Hier, nimm meinen leichten Speer und bring für mich diese Botschaft zu dem Sergeanten der Askaris. Heute Abend wollen wir gebratenes Fleisch essen!«

Der Junge und der Hund grinsten. »*Yoh*, das ist ja eine feine Sache, großer Mann. Aber wie ist es mit der Rattenjagd?«

»Überbringe zunächst die Botschaft. Und zwar im Schweinsgalopp, und komm dann sofort zurück!«

Goha sauste los, in der einen Hand den Speer und in der anderen, in ein gespaltenes Stäbchen eingeklemmt, den Brief.

»Ein tüchtiger Junge, Buana.«

»Da hast du recht. Ich glaube, es ist heute das erste Mal in seinem Leben, dass er sich so richtig von Herzen freut.«

Perisi trat aufgeregt zu uns. »Buana, zwei weitere Kranke.«

Bei beiden war die Krankheit noch nicht weit fortgeschritten. Die Kranken meldeten sich jetzt früher, und je zeitiger wir mit der Behandlung beginnen konnten, umso besser war es.

Als ich Perisi gerade eine bestimmte Anzahl von Pillen übergab, fiel in einiger Entfernung ein Gewehrschuss, dem nach kurzer Zeit ein zweiter folgte. Simba probierte schon das Grammofon aus.

Unter frohen Gesängen wurde ein großer Holzstoß aufgestapelt, über dem das Fleisch am Spieß gebraten werden sollte. Die Angst war verschwunden, und alle lebten wieder auf. Auch Goha, dicht gefolgt von dem Hund, schleppte keuchend eine Keule herbei, und einige ältere ließen es sich nicht nehmen, ihm beim Tragen zu helfen.

Mboga stand noch Posten vor dem Haus des Medizinmannes, und er spielte eifrig auf seiner *ilimba*. Ich ging zu ihm hinüber. Sein Spielen wurde lauter, und er sagte mit rauer Stimme: »Buana, in diesem Haus gehen seltsame Dinge vor. Es ist ein Ort des Schreckens und der Gefahr.«

Flohstiche

Der Festschmaus war in vollem Gange. Es war erstaunlich, welche Mengen die Dorfbewohner in kurzer Zeit verschlingen konnten. Simba riss ein Stück Fleisch von einem Knochen und warf es Jolly zu. Der verschlang es im Nu und setzte ein erwartungsvolles Grinsen auf.

»*Yoh*«, lachte der Jäger, »das kleine Geschöpf kann aber einen gewaltigen Happen vertragen!« Goha, der mit vollen Backen kaute, nickte eifrig, und seine Augen leuchteten.

Als das Schmausen sich dem Ende näherte, wurden Trommeln, Flöten und *ilimbas* hervorgeholt. Goha nahm seinen Speer und einen Knotenstock, gab seinem Hund durch einen kurzen Pfiff ein Zeichen, flüsterte Simba etwas ins Ohr und entfernte sich.

»Er hat zwanzig Fallen aufgestellt, Buana, und sieht jetzt nach, wie viele Ratten drin sind. Er ist ein ganz gewitzter Junge.«

Simba ging zum Feuer und stellte einen halb mit Wasser gefüllten Petroleumkanister darauf. Da trat einer der Tanzenden vor und sang ein Liedchen, das er mir zu Ehren verfasst hatte.

Ich verneigte mich, dankte und sagte: »Es macht mir große Freude zu sehen, dass ihr so vergnügt seid. Es ist gut, dass ihr singt und fröhlich seid. Es vertreibt Angst und Sorgen. Ihr seid mutige Leute.

Jetzt, wo ihr eure Körper durch das Essen gestärkt und die Ohren durch Musik und Gesang erquickt habt, wollen wir weiter gegen unsere schlimmen Feinde kämpfen.«

Dann sprach Daudi: »Der Buana hat eine wunderbare Maschine mitgebracht, die euch allen große Freude bringen kann. Es ist ein Kasten, den man auflädt, indem man eine Kurbel dreht. Auf dem Kasten dreht sich eine blanke schwarze Scheibe. Wenn man sie mit einem dünnen metallenen Arm berührt, kommen Musik und auch Sprache heraus. Wir werden diesen wunderbaren Kasten gleich hervorholen, damit eure Augen ihn sehen und eure Ohren sich an dem erfreuen können, was ihr hört.«

Vorsichtig und umständlich packte er das Grammofon aus und zeigte ihnen die einzelnen Teile. Da gab es manchen erstaunten Ausruf (*Yoh! Kumbe! Hongo!*). Und als der Tonarm die rotierende Platte berührte, sperrten alle vor maßlosem Staunen den Mund weit auf.

Sie war noch nicht ganz abgelaufen, als eine kleine Hand die meine berührte. »Buana, Jollys Nase hat in Pumbas Haus eine sonderbare Sache aufgestöbert. Wenn ich meinen Ohren glauben kann, ist jemand darin, der wie ein schwer kranker Mensch röchelt.«

»Das ist sehr wichtig für uns, Goha; du bist ein tüchtiger Junge.«

Er lächelte stolz, und Daudi flüsterte mir zu: »Er hat heute einen glücklichen Tag; es geschieht nicht häufig, dass er anerkennende Worte hört.«

In den Kanister über der lodernden Flamme warf Goha sechzehn Ratten. »Zwölf waren in den Fallen, Buana; die anderen haben wir aus ihren Schlupfwinkeln aufgescheucht. Keine kann sich vor Jolly retten; er ist schneller als sie alle.«

Die Grammofon-Platte war abgelaufen, und Daudi wollte sie gerade umdrehen, als sich plötzlich die Tür von Pumbas Haus öffnete und der Medizinmann herauswankte. Mit den vorspringenden Backenknochen in dem aschfahlen Gesicht sah er aus wie ein wandelnder Leichnam. Auf dem Kopf hatte er eine Mütze aus Büffelfell, und um seinen Hals baumelte eine Schnur aus Leopardenzähnen. Seinem weit aufgerissenen Mund entquoll ein gellendes, hysterisches Lachen.

Hinter ihm wurde seine alte Gehilfin sichtbar. Sie sah furchterregend aus. Rittlings auf einer Trommel sitzend, der sie wilde Wirbel entlockte, sang sie mit haarsträubend krächzender Stimme.

Pumba zog wortlos seine rindsledernen Sandalen aus, spuckte hinein und wandte langsam den Kopf. Sein hohler Blick schien jeden einzelnen der Dorfbewohner zu treffen, und alle duckten sich scheu und wichen vor ihm zurück. Er besaß die verhängnisvolle Macht, schlagartig Angst und Schrecken wachzurufen. Seine Füße schlugen den Takt zu dem unheimlichen Rhythmus der Trommelschläge. Auf einmal stieß er mit heiserer Stimme immer wieder das eine Wort hervor:

»Nani – nani – nani?« (Wer – wer – wer?) Schaumfetzen hingen in seinen Mundwinkeln, und seine

Augen glühten – ein deutliches Zeichen dafür, dass er hohes Fieber hatte. Daudi flüsterte: »Es hat ihn gepackt, Buana. *Yoh,* das bringt von Neuem schlimme Unruhe!«

Mboga stand unbeweglich einige Schritte von ihm entfernt. Er verständigte sich durch ein kurzes Kopfnicken mit Simba und Daudi, worauf dieser mir zuraunte: »Lenk die Aufmerksamkeit der Leute von dem Haus ab, Buana.« Dann schlüpfte Mboga durch die offene Tür hinein und schloss sie hinter sich.

Zehn Sekunden später warf der Medizinmann wie von Sinnen mit einem gellenden Schrei seine Sandalen in die Luft, und beide landeten so, dass ihre Spitzen auf die Stelle wiesen, auf der soeben noch Mboga gestanden hatte. Pumba blickte scharf hin, und als er niemanden sah, schrie er mit schneidender Stimme: »Sterben soll er, sterben!« Und im gleichen Augenblick schwieg die Trommel.

Ich sprang auf. »Das ist fauler Zauber!« Ich riss mir einen Schuh vom Fuß, warf ihn hoch in die Luft und fing ihn wieder auf. »Es ist nichts Besonderes dabei, den Schuh so fallen zu lassen, dass er auf einen bestimmten Menschen zeigt; das erfordert nur ein bisschen Übung. Aber passt auf, ihr Leute von Matama, passt gut auf! Wenn Pumba das nachmachen kann, was ich jetzt mache, dann hört meinetwegen auf ihn – aber nur dann!«

Zu meinem medizinischen Gerät gehörte ein kleiner, sehr starker Magnet. Ich schob ihn unbemerkt unter die Bandagen, die meinen Oberschenkel bedeckten. Dann breitete ich einen großen Bogen festes Papier über meinen Knien aus und ließ mir von Elisa einen fast acht Zentimeter langen Nagel geben, den er in seinem dichten Kraushaar trug. Die Leute kamen zögernd näher.

»Hier liegt ein langer eiserner Nagel ganz still. Wenn ich es aber will, dreht er sich so, dass seine Spitze auf mich zeigt. Er braucht nur meine ›geheimnisvollen Worte‹ zu hören.« Und dann sang ich in meiner Muttersprache den Kinderreim von dem zerbrochenen Ei Humpty Dumpty, das nicht einmal der König wieder zusammenbringen konnte. Dabei bewegte ich unter dem Papier meinen Oberschenkel mit dem Magneten so, dass der Nagel sich zu mir hin drehte.

Es entstand erregtes Flüstern, vermischt mit Ausrufen ehrfürchtigen Staunens.

»Sag mir, o Nagel, wer ist der große Häuptling dieses Dorfes?« Und der Nagel zeigte, der Bewegung des Magneten folgend, auf Sumbili. »*Yoh*«, hörte ich einige Stimmen, »das ist ja die reinste Hexerei!«

Wir hörten Pumba heranschleichen.

»*Heeh!*«, rief er, »er bewegt ihn mit dem Finger!«

Daudi zuckte die Schulter. »Der Buana wird beim nächsten Mal seine Hände auf den Kopf legen.« Ich tat es.

»Gib du dem Nagel einen Befehl, Pumba«, sagte Simba.

»*Kah*«, rief der Medizinmann und spuckte verächtlich aus, »wer ist an dem ganzen Unheil im Dorf schuld?«

Der Nagel bewegte sich nicht. »Zeig auf den Buana!«, schrie Pumba und fuchtelte mit den Armen.

Der Nagel bewegte sich noch immer nicht. »Buana«, sagte der Häuptling nach einer Weile, »frag den Nagel, von wo Gefahr für das Dorf droht.«

Langsam drehte er sich mit der Spitze zu dem lang gestreckten Haus des Medizinmannes. Im gleichen Augenblick strich eine Eule über uns hin und kreiste über seiner Tür.

Da schrien einige der Umstehenden auf, denn eine Ratte kam herausgetrippelt. Elisa sprang hin und erschlug sie.

Jetzt kam Leben in die Leute, und alle umdrängten das Haus. Ich ging auf den wild dreinblickenden Pumba zu und legte eine Hand auf seine Schulter. Sein Gesicht glühte vor Fieber. Plötzlich gaben seine Beine nach, und es gelang mir gerade noch, ihn vor einem schweren Sturz zu bewahren. Seine Brust hob und senkte sich rasend, und er stieß ein wildes, raues Keuchen aus.

»Schnell Morphium her, Daudi! Pumba hat die Krankheit in der Lunge sitzen. Er bedeutet jetzt eine größere Gefahr als eine ganze Armee von Ratten. Er kann Millionen von Bakterien aushusten und ausniesen.«

Ich holte ein Stück Gaze aus der Tasche, um es für den Fall, dass Pumba wirklich nieste, zur Hand zu haben. Daudi kam mit der Injektionsspritze angelaufen. Als ich sie ansetzte, schrie die Alte, die wie eine Statue neben ihrer Trommel gestanden und alles beobachtet hatte, schrill auf. »Er bringt ihn um! Er ermordet ihn!«

Der Häuptling packte sie an den Schultern und schüttelte sie. »*Nyamale!*« (Schweig!) Mit einem spöttischen Lachen kauerte sie nieder und schlug ihre Trommel im Rhythmus eines Trauermarsches weiter.

»Was ist denn geschehen?«, fragte Sumbili.

»Eine sehr böse Sache. Die Krankheit sitzt in seiner Lunge. Er könnte mit den Keimen, die er aushustet, die ganzen Leute im Dorf töten.«

»Dann lass ihn sterben, Buana.«

»Nein!«

»Aber er steckt dich vielleicht auch an!«

»Wir wollen versuchen, ihn zu retten.«

»Ist jemals einer wieder gesund geworden?«

»Nur sehr wenige, aber wir haben eine besondere Medizin.«

Von dem Haus her erscholl lautes Lärmen. Simba eilte auf uns zu. »Buana, das ganze Haus wimmelt von Flöhen. Sie haben sich scharenweise über Mboga hergemacht. Elisa hat alles tüchtig mit der Spritze bearbeitet, aber es bleibt ein Ort des Todes.«

»Wir müssen es bis auf den Grund niederbrennen!«, befahl Sumbili, »es ist ein unheimlicher Gefahrenherd.«

Er blickte zu dem bewusstlos daliegenden Pumba hinunter. Für einen kurzen Augenblick blitzte in seinem Gesicht ein Ausdruck des Triumphes auf, und ich fragte mich unwillkürlich, wie tief die beiden wohl verfeindet waren.

Ein Leopard erscheint

»Stapelt Reisig und trockenes Gras um das ganze Haus auf, und dann gießen wir Petroleum darüber!«

»Bist du sicher, dass niemand mehr drin ist, Mboga?«

»Niemand, Buana. Ich habe in alle Ecken geleuchtet, außer in den Kornkasten, denn«, fuhr er grinsend fort, »es wird ja wohl keiner auf den ausgefallenen Gedanken kommen, sich in diesem Behälter aus Flechtwerk zu verkriechen. Der Junge mit seinem Hund muss sich getäuscht haben, als er glaubte, er hätte jemanden schnarchen hören. Das Trommeln der Alten hat ihm in den Ohren gelegen.«

Goha fasste meinen Arm. »Buana, es war wirklich jemand drin. In solchen Dingen sind Hundenasen zuverlässiger als Menschenköpfe.«

»Buana«, flüsterte Daudi erregt, »in solchen Behältern verwahrte Pumba auch seinen *nghangala,* seinen Honigschnaps. Er hat ihn so stark zubereitet, dass eines Tages zwei, die davon tranken, einschliefen und nie mehr wach wurden. Andere konnten sich nur noch wie Paviane auf allen vieren bewegen.«

»Wir wollen uns auf jeden Fall vorher überzeugen. Simba, mach ein großes Loch ins Dach und schau hinein, bevor wir den Brand legen.«

Als er sich hinaufschwang, schrie die alte Trommelschlägerin wieder auf. Mit erstaunlicher Schnelligkeit, die man ihren gebrechlichen Gliedern nicht zugetraut hätte, lief sie zur Tür und bearbeitete sie mit den Fäusten. Daudi riss sie zurück, obgleich sie sich durch Treten, Kratzen und Beißen wehrte. Schließlich fügte sie sich und nahm ihr monotones Trommeln wieder auf.

Da trat Perisi zu mir.

»Buana, sie hat so getobt, weil in diesem Haus viele sehr stark wirkende Medizinen versteckt sind, die Pumba aus gerösteten Eingeweiden von Krokodilen, aus Giftschlangenherzen und aus Leopardenzähnen hergestellt hat. Es verbirgt überhaupt viel Unheilvolles und ist der Helfer von Pest und Tod. Wenn man es niederbrennt, wird dem Dorf auf zweifache Weise geholfen. Es …«

Die Worte blieben ihr im Mund stecken, als sie sah, dass Simba auf dem Dach plötzlich zurücksprang und aus dem Loch eine zersauste, wild um sich blickende Gestalt auftauchte, die wie ein Ochse am Spieß zu brüllen begann und dann in sich zusammensackte.

»*Yoh*«, sagte Elisa, »es ist Palata, der sich über den Honigschnaps hergemacht hat und besoffen ist wie ein Schwein.«

»Simba«, rief ich, »halt ihn oben fest, bis Elisa ihn mit dem Flohpulver bearbeitet hat. Er muss ja von Flöhen wimmeln!«

»*Heh*, kein Floh wird so dumm sein, ›die Küchenschabe‹ Palata zu berühren. Wenn aber einer ihn gebissen hätte, wäre er jetzt auch betrunken. *Heeh*, er ist voll Alkohol, und wenn ich jetzt ein Streichholz anstecken würde, würde er in Flammen aufgehen. *Yoh!*«

In der allgemeinen Aufregung stürzte die Alte zur Tür, riss sie ein wenig auf, ergriff einen Gegenstand, drückte ihn fest an sich und rannte den Hügel hinab.

»Daudi, alarmiere die Wachen. Sorge dafür, dass sie von den Askaris angehalten wird!«

Er verschwand eiligst. Ich stieg auf das Dach und leuchtete mit einer Fackel durch das Loch. Jetzt, wo Palata herausgekommen war, konnte niemand mehr in diesem unheilvollen Haus sein. Ich entleerte einen Kanister Petroleum, indem ich den Rest ins Innere kippte, und warf einen ölgetränkten brennenden Lappen in die pestdrohende Finsternis. In Sekundenschnelle loderten die Flammen hoch und verwandelten das Haus sowie die nähere Umgebung in ein einziges Inferno.

Die Rattenjäger gaben acht, dass keines der gefährlichen Tiere entkam. Auch Goha und sein Hund verrichteten gute Arbeit. Daudi hatte dem Jungen drei Winkel aus Heftpflaster auf den Oberarm geklebt und ihn so zum Sergeanten unter den Rattenjägern befördert. Ja, Goha hatte einen Glückstag!

Eine Schlange schoss wie ein Pfeil aus dem brennenden Haus. Alles rannte in panischem Schrecken davon. Simba drängte sich mit erhobenem Knüppel durch, aber der Hund kam ihm zuvor und schlug dem Reptil die Zähne in den Hals. Da huschte noch eine Ratte aus den Flammen, und sie wäre ohne Jolly entkommen. Der Hund sah zu Simba auf, als wollte er sagen: »Gib du ihr den Rest!«, ließ die Schlange fallen und kam nach wenigen Sekunden zurück, die Ratte zwischen den Zähnen.

Während der kleine Hund gründlich mit Flohpulver bearbeitet wurde, kam Häuptling Sumbili auf mich zu. »Buana, was wir jetzt getan haben, wird sicher Frieden und Gesundheit in unser Dorf bringen.«

»Das sind gute und wahre Worte, großer Häuptling. Gott helfe euch, nun auch den Frieden zu finden, der eure Herzen fröhlich und gesund macht!«

Er nickte gedankenvoll. In diesem Augenblick kam vom Fuß des Hügels her das allen bekannte Gefahrensignal. Von Weitem hörte ich Daudi rufen: »Buana, schnell, schnell!«

Auf halbem Weg zwischen dem Dorf und der Postenkette lag inmitten des hohen, trockenen Grases und des Dorngebüschs ein Haufen dicker Felsblöcke. Die Alte war darauf zugelaufen und plötzlich verschwunden. Simba und Mboga, den Speer in der Hand, eilten los, um Daudi bei der Suche nach ihr zu helfen. Ich schritt mit dem Häuptling hinterher und hatte die Felsen fast erreicht, als plötzlich zu unserem Entsetzen ein gewaltiger Leopard heraussprang, nur wenige Zentimeter neben Mboga, der vor Schreck zu Boden fiel. Die Bestie jagte auf die Postenkette zu, schoss an einem Askari vorbei, der geistesgegenwärtig hinter einen Buyubaum gesprungen war, und verschwand im dichten Unterholz.

»*Yoh*«, stammelte Sumbili, »*heh,* ich habe es mit eigenen Augen gesehen. Sie hat sich in einen Leoparden verwandelt und ist geflohen!«

»*Ng'o*, großer Häuptling, sie hat sich in den Felsen versteckt und dabei den Leoparden von seinem Lager aufgescheucht!«

Der Häuptling schüttelte den Kopf und fasste krampfhaft meinen Arm, als man im hellen Sonnenlicht deutlich erkennen konnte, wie eine Eule aus den Felsen aufstieg.

»*Yoh*, Buana, das ist ihr Bote – Tuwi, die Eule! Wenn sie erscheint, droht dem Dorf böser Zauber!« Er wandte sich um und lief hügelaufwärts dem Dorf zu.

»Simba«, sagte ich, »eile ihm nach und sorge dafür, dass die Leute das brennende Haus weiterhin gut bewachen. Wenn Ratten oder Flöhe aus ihm ins Dorf gelangen, ist unsere ganze Arbeit umsonst gewesen.«

Inzwischen hatte sich Mboga von seinem Schrecken erholt und war langsam aufgestanden. »*Yoh*«, jammerte er, indem er vorsichtig einige Kaktusstacheln aus seiner Hose zog, »da gibt es hier im Land nur wenige Kaktuspflanzen, und ich muss mich ausgerechnet in eine hineinsetzen.«

»Vergiss den Kaktus und denk an die großen Dinge, die hier vorgehen.«

»*Eh-heh*, du hast gut reden, Buana, du hast ja auch keine spitzen Stacheln in dir stecken.«

»Was macht das einem Kerl wie dir schon aus!«

Es lag ein verstecktes Kichern in seiner Stimme, als er entgegnete: »Ich sehe, Buana, du trägst meine Leiden mit großem Mut.«

Ich wandte mich an Daudi. »Was hältst du von der Sache mit dem Leoparden?«

Er wiegte den Kopf. »Buana, das ganze Dorf bis auf den letzten Mann wird glauben, dass sie sich in einen Leoparden verwandelt hat.«

»Das mag sein, aber ich glaube, dass sie sich hinter einem Felsblock oder im dichten Gebüsch versteckt hat.«

Simba kam vom Dorf her auf uns zugelaufen. »Buana, es gibt wieder neue Aufregung. Die Leute werden unruhig, wenn nicht sofort etwas geschieht, was sie ablenkt!«

»Du musst mit Daudi und Mboga dafür sorgen, dass sie beschäftigt bleiben. Ihr drei müsst aufpassen, damit sie die Jagd auf die Ratten verstärken. Lasst sie mit Hacken und Schippen die Schlupflöcher ausheben. Lasst sie ihre rhythmischen Lieder singen und ihre Angst besiegen, indem sie sich der Arbeit und dem Gesang widmen.«

Meine drei Helfer setzten sich so bereitwillig und wirkungsvoll ein, dass nach Verlauf einer halben Stunde das Dorf wieder ruhig war. Ich ging zu den schwelenden Resten des Hauses, das der Medizinmann bewohnt hatte. Nur die verkohlten Eckpfosten aus Hartholz standen noch aufrecht. Das mit Erde beworfene Flechtwerk von Dach und Wänden war zu glimmender Asche, Staub und festgebackenen Erdklumpen geworden. Sonst war nichts von dem Haus übrig geblieben, in dem schwarze Magie und Pest Angst und Schrecken verbreitet hatten.

Auf einmal stand Goha neben mir. Er schaute hinauf in das Blau des Tropenhimmels und wies mit der Hand auf eine Stelle direkt über den Felsblöcken, zwischen denen die alte Frau verschwunden war.

»Siehst du sie, Buana?«

In einigen hundert Metern Höhe kreisten Geier.

»Buana, diese Totenvögel werden von etwas anderem als Zauber und Hexerei angelockt –«

Dann entfernte er sich.

Knochen und leere Ampullen

Wenige Tage später kam Goha Hals über Kopf angelaufen, dicht gefolgt von seinem kleinen Hund. »Buana, etwas ganz Furchtbares!« Er zitterte noch an allen Gliedern und hob die Hand, um sein verzerrtes Gesicht zu verbergen.

»Was hast du denn gesehen, Goha? Was hat dich denn so aufgeregt?«

»Oh, Buana, es sind die Knochen, die noch alle zusammen sind. Keine alten, sondern ganz frische Knochen, die ...«

Er machte eine Pause, konnte das Wort nicht finden, das er brauchte, und fuhr fort: »Jolly hat sie gefunden.«

»Am besten gehen wir hin und sehen, was es ist«, meinte Simba.

Als wir den Hügel hinuntergingen, sagte Daudi: »Es muss sich um irgendeine Leiche handeln, denn sonst würden die Geier nicht kreisen.«

Goha wies mit dem Kopf auf einen fast unsichtbaren Spalt in den Granitfelsen. An einer Stelle, wo sie fast senkrecht abfielen, war ein Skelett zu sehen, bleiche Knochen ohne jede Spur von Fleisch, das so sauber entfernt war, dass ich fassungslos stehen blieb.

Ich hörte Simbas Stimme. »Das habe ich mir gleich gedacht. Es ist das Werk der Ameisen. Ein von einem Löwen oder einem anderen Raubtier geschlagenes Tier kann in einer einzigen Nacht zum

Skelett werden. Sie sind klein, diese Ameisen, aber sie kommen zu Hunderttausenden. Sie arbeiten still, aber mit fürchterlicher Gründlichkeit. Schau her; die alte Frau muss von dem Leoparden angesprungen worden sein – ist nicht ihr Arm gebrochen? – Sie verlor das Bewusstsein, und …«

Er schauderte. Es war auch nicht nötig, das grausige Geschehen in weiteren Worten zu schildern. Wir schritten langsam zum Dorf zurück.

Dort erwartete mich schon Perisi. »Buana, vier neue Kranke haben sich gemeldet. Es sind jetzt im Ganzen sechzehn, und Pumba, der Medizinmann – *eh*, die Krankheit hat ihn ganz schön gepackt.«

»Ich komme sofort, Perisi. Simba, bitte den Häuptling, mit dir zu den Felsen zurückzugehen. Er muss sehen, dass keine Zauberei im Spiel ist, sondern das unerbittliche Gesetz des Dschungels!«

In der Hütte, die wir als Notkrankenhaus benutzten, hatte Elisa einige Löcher in die Wände geschnitten und mit Fliegendraht bespannte Fensterrahmen eingesetzt, sodass nur sehr gedämpftes Licht hereinfiel. Ich sah Pumba auf einem Bett liegen, durch Kissen gestützt, die aus ungebleichtem Kattun bestanden und mit Gras gefüllt waren.

Über Kopf und Gesicht hatte ich eine sackförmige Maske mit Augenlöchern gestülpt und eine Schutzbrille aufgesetzt. Als ich das über Pumba gespannte, sehr engmaschige Moskitonetz hob, stellte ich fest, dass seine Atemzüge so heftig und unregelmäßig gingen wie bei jemandem, der eine Lungenentzündung hat. Das Stethoskop bestätigte eine schwere Lungeninfektion, und ich wusste, dass in seinem Körper Myriaden von Pestbazillen wüteten.

Perisi beugte sich über meine Schulter. »Buana, die Leute sagen, dass er schon häufig eine Krankheit in der Brust gehabt hat.«

»Er hat die schlimmste Krankheit, die ich kenne – Lungenpest!«

»Wie behandelst du ihn, Buana? Mit vielen Pillen?«

»Diese Krankheit nur mit Pillen zu bekämpfen, wäre so ähnlich, wie wenn ich ein Feuer auf einer großen Grasfläche mit einer Kürbisflasche voll Wasser löschen wollte. Dank sei Gott, dass wir sehr stark wirkende Arzneien haben, die wir in den Körper des Kranken einspritzen können.«

»Buana, mein Mann Simba und auch Mboga haben einmal eine Lungenentzündung gehabt. Wäre es nicht richtig, ihnen Medizin zu geben für den Fall, dass die Krankheit sie, wenn auch nur ganz leicht, berührt hat?«

»*Eh-heh*, Perisi, das war ein kluges Wort. Geh und gib jedem von beiden vier Pillen, die sie sofort einnehmen sollen, und vier weitere zum Einnehmen bei Sonnenuntergang.«

Als sie weggegangen war, füllte ich aus einer der vier Ampullen, die mit der Aufschrift »Streptomycin« versehen waren, die Injektionsspritze. Pumba machte keine Bewegung, als ich sie ansetzte, aber seine Augen rollten, und er stammelte Worte, die ich nie vorher gehört hatte. Er wollte offenbar vor etwas fliehen, was ihm bedrohlich erschien.

Ich beobachtete ihn schweigend ein paar Minuten lang. Dann fiel er in einen unruhigen Schlaf. Seine Atemzüge gingen dreimal so schnell wie bei einem Gesunden.

Mboga erschien in der Tür, und als er mich sah, wollte er fortlaufen. Doch er fasste sich und kam herein. »*Yoh,* Buana, was hast du mich erschreckt! Du siehst ja furchtbar aus mit dem weißen Tuch vor dem Gesicht und dem seltsamen Ding vor den Augen. Vor dir könnte selbst der Stärkste Angst bekommen.«

Ich nahm Brille und Maske ab und bürstete mir gründlich die Hände.

»Mboga, ich habe eine Arbeit für dich. Zunächst meine Frage: Hast du die Pillen eingenommen?«

»*Eh-heh,* Buana. Deswegen komme ich ja gerade zu dir. Sollte ich vier oder acht schlucken?«

»Vier sofort, die anderen bei Sonnenuntergang.«

»*Yoh,* Buana, ich habe alle acht geschluckt!«

Ich lachte. »*Heh,* umso besser; jetzt werden bestimmt keine Keime den Weg in deinen Körper finden.«

Er blickte auf den todkranken Medizinmann hinab. »*Heh,* das hoffe ich auch. Es ist keine Freude, so auszusehen und so zu leiden wie er.«

»Du kannst dich jetzt wieder nützlich machen. Musik und Gesang werden die Leute an der Arbeit halten. Sorge dafür, dass sie nicht nachlassen.« Er ging hinaus, und kurz darauf hörte ich Gesänge, die für seinen Stamm typisch waren. Seine helle Stimme mischte sich dabei in die Klänge der *ilimba.*

Ich machte die Runde bei den Kranken, horchte Herzen und Lungen ab, untersuchte geschwollene Drüsen, Schwellungen an Leber und Milz und krankhafte Erscheinungen an den Schienbeinen. Perisi begleitete mich und notierte gewissenhaft meine Anweisungen.

Als ich bis auf zwei Fälle fertig war, hörte ich von der Tür her eine Frauenstimme. »*Hodi,* darf ich hineingehen?«

»*Karibu!* (Komm herein!) *Gwegwe nani?*« (Wer bist du?)

»Buana, ich bringe meine beiden Kinder. Sie haben Schwellungen.«

Es stimmte; die beiden waren sogar sehr krank. Nach wenigen Augenblicken hatten sie die nötige Anzahl Pillen eingenommen und waren fertig fürs Bett.

»Perisi, du solltest dich etwas hinlegen. In der letzten Nacht hast du keinen Schlaf bekommen und heute den ganzen Tag gearbeitet.«

Sie lächelte mich an und meinte, sie fühle sich noch sehr stark. Ich befahl ihr aber, sich dennoch auszuruhen. Wer weiß, was uns die nächste Nacht bringen würde!

Draußen wurden Ziegel für den Bau neuer Häuser gebrannt und Mboga sorgte für Stimmung. Der Häuptling und Simba kamen langsam den Hügel herauf und sprachen ernst miteinander.

»*Yoh*«, sagte Sumbili, als sie mich erreicht hatten. »Buana, jetzt verstehen wir. Die Alte muss den Leoparden versehentlich aufgescheucht haben, als sie sich in den Felsen versteckte. Er gab ihr einen Tatzenhieb, und sie fiel in Ohnmacht.«

»Vielleicht«, meinte Simba, »haben auch die Ameisen das Raubtier gestört. Wenn sie nämlich in riesigen Scharen mit ihren kleinen Zähnen, die so schrecklich zubeißen können, anrücken, bleibt Chewi nicht ruhig liegen. Auf jeden Fall hatte es nichts mit schwarzer Magie zu tun.«

Der Häuptling legte die Hand auf seine Brust. »Buana, *eeh,* mein Atem geht wieder schwer nach der Kletterei in den Felsen.«

Ich gab ihm vier kleine Pillen. »Nimm sie ein, wann du es für nötig hältst, Sumbili. Du weißt, dass auf mich viel Unruhe wartet, von der Arbeit gar nicht zu reden. Es sind jetzt im Ganzen achtzehn, die von dieser Krankheit befallen sind, und Pumbas Zustand ist am bedenklichsten. Er ist ein sehr, sehr schwieriger Fall.«

Der Häuptling schien mich etwas fragen zu wollen, aber Simba kam ihm zuvor. »Buana, Pumba ist den Weg des Teufels gegangen, und doch kämpfst du hart um sein Leben, härter vielleicht als um dasjenige der anderen.«

»*Ngeeh!* Warum tust du das?«, echote Sumbili.

»Ich befolge Gottes Gebot. Jesus Christus, Gottes Sohn, hat selbst gesagt: ›Liebt eure Feinde; tut wohl denen, die euch hassen.‹ Das waren für ihn keine leeren Worte. Er selbst starb, damit seine Feinde frei würden. Sein Befehl an diejenigen, die ihn lieben, lautet: ›Folgt mir nach!‹«

»*Yoh*«, sagte der Häuptling, »das sind wenige, aber deutliche Worte!«

»Ja, sie sind leicht zu verstehen, aber schwer auszuführen, wenn auch das Gute in ihnen liegt«, meinte Simba.

Die Sonne ging hinter den fernen Bergen unter. Mboga stand im Kreis einiger Männer und Frauen und spielte auf seiner *ilimba*. Da kam Elisa auf mich zu.

»Buana, ich glaube, dem Medizinmann geht es jetzt noch schlechter.«

Ich eilte zum Zelt, das wir für die Kranken aufgeschlagen hatten, und trat an das Bett, in dem Pumba unter dem Moskitonetz in heftigem Fieber lag. Schwere Krämpfe schienen seine Brust zusammenzuziehen, als er hustete. Zum Glück konnte ich ein Stück Gaze über seinen Mund legen, das ich anschließend sofort in eine dicht verschließbare Dose warf. Es enthielt so viele Krankheitskeime, dass sie ausgereicht hätten, um die Leute des ganzen Dorfes zu töten. Der Kranke sank auf das Kissen zurück. Sein Puls raste; ich zählte über zweihundert Schläge, und sein Atem ging vierzigmal in der Minute.

Ich gab ihm zwei weitere Spritzen, zunächst noch eine mit Streptomycin und dann eine mit einem Beruhigungsmittel, damit der Husten aufhörte und er einen ruhigen Schlaf finden konnte. Das dauerte über zehn Minuten, und ich musste mich gehörig anstrengen, um den muskulösen Mann im Bett zu halten. Er warf sich stöhnend hin und her, abgerissene Wortfetzen murmelnd. Immer wieder hörte ich etwas wie *»malata matitu«* (schwarze Magie, schwarze Magie) und dann etwas von einem Kasten.

Hinter mir hörte ich auf einmal Daudis Stimme. »Buana, er muss erfahren haben, dass sein Haus niedergebrannt worden ist. Er hat großen Kummer, denn er hat viele seiner stärksten Zaubermittel verloren – Schlangenblut, Asche von Krokodilmägen und Liebestränke aus gemahlenem Rhinozeroshorn. Das alles sind Dinge, Buana, die für seinesgleichen sehr wertvoll sind.«

»*Yoh*, das wäre allerdings recht unangenehm, Daudi.«

Draußen ging das Singen weiter; Mboga hielt das ganze Dorf bei der Arbeit. Perisi berichtete mir über die Kranken, die sie betreute. Es war nichts Neues passiert. Einige hatten noch ziemlich hohe Temperatur.

Wir gingen die Krankenberichte sorgfältig durch, und ich händigte Perisi verschiedene Medikamente und Pillen aus.

Schließlich hörte mit Einbruch der Dunkelheit das Singen auf, und ich lauschte bis tief in die Nacht hinein dem friedlichen Zirpen der Grillen, in das zuweilen ein Ochsenfrosch seine trompetenähnlichen Rufe hineinschmetterte.

Sonst war alles still im Dorf; nur von den Betten meiner Kranken her unterbrachen gelegentliches Husten und unruhiges Umherwälzen die Stille. Daudi war auf einem Stuhl eingeschlafen und atmete tief und regelmäßig.

Ich schob ein Fieberthermometer in die Achselhöhle des Medizinmannes und nahm es nach zwei Minuten heraus. Es zeigte 41,2 Grad. Zwei Ampullen Streptomycin waren schon leer. Ich zog den Inhalt der dritten in meine Spritze und gab ihm eine weitere Injektion. Unter der Maske wurde mir entsetzlich heiß.

Ein leichtes Berühren der Schulter genügte, Daudi zu wecken. »Daudi, ich versuche jetzt, drei Stunden zu schlafen. Gib du bitte acht, besonders auf den alten Pumba. Er hat sehr hohe Temperatur. Miss sie um drei Uhr noch einmal. Dann weckst du mich und sagst mir das Ergebnis.«

»Ich werde dauernd in Bewegung bleiben, Buana, denn die Müdigkeit hat mich ziemlich gepackt.«

»Auch mich, Daudi. Wir wollen abwechselnd ein bisschen schlafen und Gott um Kraft bitten, damit wir unsere Aufgabe durchstehen können.«

Ohne mich auszuziehen, warf ich mich im Wagen auf eine Matratze, wickelte mich in eine Decke, sah nach, ob keine Moskitos im Netz hingen, und nach einer Minute war ich in tiefen Schlaf gesunken – so tief, dass Daudi mich heftig rütteln musste, als er mich um drei Uhr weckte.

Ich stand mühsam auf und gähnte herzhaft. »*Eh-heh*, Daudi, wie sieht es bei den Kranken aus?«

»Buana, dem Medizinmann geht es noch schlechter. Seinen Puls kann man gar nicht zählen, und sein Atem geht 44-mal in der Minute. Seine Temperatur ist noch etwas gestiegen; sie ist jetzt bei 41,3 Grad.«

»*Yoh,* Daudi, jetzt gibt es nur noch eins: Ich muss ihm das allerletzte Streptomycin geben. Wenn das seine Temperatur nicht zum Sinken bringt, können wir nichts mehr tun.«

Ich ging an sein Bett und besprühte sein Moskitonetz, das aus besonderem Gewebe hergestellt war. Es war nämlich von allergrößter Wichtigkeit, dass keine Krankheitskeime in den Raum gelangten, die die anderen hätten einatmen können. Dadurch wäre dem schleichenden Tod der Weg weit ins Land hinein geebnet worden.

Nach der letzten Injektion betete ich zu Gott, dass das Medikament ausreichen möge, die schwere Infektion im Körper des Medizinmannes zu besiegen. Er hatte bisher in der Gottesferne gelebt, und ihm drohte die ewige Finsternis, wenn er sterben sollte.

Ich dachte an die klaren und eindeutigen Worte des Johannes-Evangeliums: »Wer an den Sohn glaubt, hat ewiges Leben; wer aber dem Sohn nicht glaubt, wird das Leben nicht sehen, sondern der Zorn Gottes bleibt auf ihm.«

Pumba kannte nur den Zorn Gottes.

Ein anderes Wort fiel mir ein: »Der Lohn der Sünde ist der Tod.«

Pumba hatte ein Leben lang in der Sünde gelebt und stand nun offenbar kurz vor dem Tod.

»*Malenga!*« (Wasser!), stöhnte ein kleiner Junge auf seinem Lager in der anderen Ecke des Raums. Ich setzte vorsichtig die Schutzhaube ab und legte die Brille beiseite. Dann legte ich die leere Streptomycin-Ampulle zu den drei anderen und gab ihm aus einer Kürbisflasche zu trinken. Dann legte ich zwei Pillen in seine Hand. »Zerkaue sie gut und schlucke sie hinunter.« Er nickte, und seine Augen leuchteten, als er sah, dass ich ein Stückchen braunen Zucker für ihn holte.

Ich ging von Bett zu Bett und teilte Pillen aus, wobei ich die Schlafenden aufweckte. Das tat ich sonst nie, aber wenn die Medizin nicht regelmäßig genommen wurde, hätten die Krankheitskeime überhandnehmen und verheerend wirken können. Für kurze Zeit entstand eine gedämpfte Unterhaltung, aber bald stellten sich der Schlaf und mit ihm die Stille wieder ein.

Ich trat hinaus in die kühle Nachtluft. Über dem Horizont war gerade der Mond aufgegangen. Aus der Ferne drang das Brüllen eines Löwen. Ich schaute zum Himmel und betete: »O Herr, hilf uns, die Kranken zu retten!«

Dann betete ich für meine Frau sowie meine Kinder und blickte hinüber nach Osten, wo unser Urwaldkrankenhaus stand. Dabei fragte ich mich mit banger Sorge, ob nicht auch dort neue Schwierigkeiten aufgetreten seien. Wir brauchten dort noch mindestens sechs Ärzte und mehr als zwanzig Pflegerinnen.

Ich dachte mit Gefühlen tiefer Dankbarkeit an diejenigen, die es uns durch Geldspenden ermöglicht hatten, die Medikamente zu kaufen, mit deren Hilfe wir den Kampf gegen die Pest zuversichtlich aufnehmen konnten, und dankte Gott für alles.

Wieder brüllte der Löwe weit jenseits der Wachtfeuer, die die tapferen Askaris angezündet hatten.

Dann begann es zu tagen, und bald zuckten rote Strahlen durch das Grau der Morgendämmerung. Aber ich wartete den Sonnenaufgang nicht ab, sondern kehrte zu meinen Patienten zurück, um die jeweiligen Temperaturen zu messen, zuallererst natürlich bei dem Medizinmann. Sie war bis auf 37,2 Grad gefallen. Es war kaum zu glauben. Ich schüttelte die Quecksilbersäule zurück und maß von Neuem. Es waren wieder 37,2 Grad! Ich drückte den Trichter des Stethoskops auf seine Brust und horchte: Die beunruhigenden wilden Geräusche waren fort. Das Streptomycin hatte die Infektion besiegt.

Draußen begann eine Trommel zu schlagen. Es war der vertraute Rhythmus des von uns eingerichteten allmorgendlichen Rufs zum Gebet. Simba und Mboga, beide völlig übernächtigt aussehend, standen vor dem Haus des Häuptlings; Simba schlug die Trommel, die er an einem Pfahl aufgehängt hatte, und bald fiel auch Mboga mit seiner *ilimba* ein. Zu ihren Klängen sang er:

»Welch ein guter Freund ist Jesus,
der all unsre Sünden trägt;
welches Glück, vor Gott zu bringen
im Gebet, was uns bewegt.«

Die Umherstehenden sangen andächtig mit, und dann ergriff Simba das Wort. »Dies sind die Worte unseres Herrn Jesus: ›Ich bin der Weg und die Wahrheit und das Leben.‹ ›Ich bin das Licht.‹ ›Ich bin die Auferstehung und das Leben.‹ ›Ich bin das Brot des Lebens.‹ Dies sind die Worte, die Gottes Sohn selbst gesprochen hat.«

Mboga hatte seine *ilimba* sinken lassen, sich auf einen Schemel gesetzt und den Kopf in die Hand gestützt. Simba begann zu beten, und da sah ich, wie Mboga langsam von seinem Schemel glitt und zu Boden fiel. Ich ging so leise wie möglich zu ihm. Als Simba sein Gebet beendet hatte, hoben wir ihn gemeinsam auf. Er blickte mich mit fiebrigen Augen an, presste eine Hand auf die Rippen und stammelte: »Mich hat sie erwischt, die stechende Krankheit – Lungenentzündung. So fing es auch damals an.«

Mit Simbas Hilfe wollte ich ihn fortführen. Da bekam er plötzlich einen Hustenanfall. Ich drückte eine Handvoll Watte auf seinen Mund, und als er sich beruhigt hatte, untersuchte ich ihren Belag unter dem Mikroskop.

Daudi war mit Perisi zu uns getreten. »Siehst du die Keime, die eine Lungenentzündung hervorrufen, Buana?«

»Nein, aber ich sehe Tausende von Pestkeimen. Mboga hat die gleiche Krankheit wie Pumba. Und jetzt haben wir die starke Medizin, die sie bezwingen könnte, völlig aufgebraucht!«

Die Pest schleicht näher

Mboga lag auf der Bahre, ein Thermometer in der Achselhöhle. Daudi, eine Weckuhr vor sich, zählte seine Pulsschläge und kam dann zu mir herüber. »Buana«, flüsterte er, »40 Grad; der Puls ist 180.«

»Perisi, richte bitte noch ein Bett mit der besonderen Gaze her wie bei dem Medizinmann.« Sie machte sich sofort ans Werk, und Mboga blickte fragend zu mir auf.

»Buana, ist es sehr schlimm?«

»Ja, Mboga, du bist sehr krank.«

»Ist es nicht gut, Buana, dass ich alle acht Pillen geschluckt habe?«

»Nicht nur gut, sondern wunderbar! Komm, hier sind noch einmal acht. Nimm sie sofort ein.«

Er zerkaute und schluckte sie, schüttelte sich und fragte mit schiefem Gesicht: »Buana, geht es mir jetzt besser?«

»Ich hoffe!«

»Du bist nicht sicher?«

»Nein, sicher bin ich nicht. Bei dieser Krankheit ist es sehr schwierig, etwas Sicheres zu sagen.«

Eine Minute lang blickte er schweigend vor sich hin. »Buana, wäre es möglich, nach meiner Frau zu schicken? Schau, mein Herz ruft nach ihr, Buana.« Er brach ab und hustete. »Aber sie müsste wohl befürchten, diese Krankheit auch zu bekommen?«

»Ja, allerdings. Aber vielleicht möchte sie doch das Risiko eingehen.«

Ich flüsterte Simba einige Worte zu, und er machte sich auf den Weg zu den Askaris, die die Zugänge zum Dorf bewachten. Einer von ihnen sollte gehen und sie holen.

Bald lag Mboga in seinem Bett, und es wurden alle nur möglichen Anstalten zu seiner Pflege und zum Schutz der anderen Kranken getroffen.

Der Medizinmann schlief. Sein Atem ging fast normal, ebenfalls sein Puls. Er hatte die Krise überwunden. Angehörige der Kranken kamen mit Nahrungsmitteln, und so entstand allgemeines Geplauder und Getuschel.

Ich saß in einer Ecke auf einem Schemel und betete. Tiefe Niedergeschlagenheit lastete auf mir und wollte mich zu Boden drücken. Ein Bibelvers fiel mir ein. Es war ein Vers, der eine so unerschütterliche Zuversicht in sich birgt, dass sie auf den Betenden wohltuend ausstrahlen muss. Ich betete die Worte: »Aber die auf den HERRN harren, gewinnen neue Kraft: Sie heben die Schwingen empor wie die Adler; sie laufen und ermatten nicht, sie gehen und ermüden nicht.«

»O Herr«, flüsterte ich, »wir sind in großer Not, und wenn ich je Stärke, Mut und Zuversicht brauchte, dann in diesem Augenblick. Hilf mir, gegen die Not anzugehen, ohne zu ermüden. Steh mir bei, damit ich meine tägliche Pflicht erfüllen kann, ohne zu verzagen.«

Auf dem Fensterbrett lagen die vier leeren Ampullen, deren Inhalt dem Medizinmann das Leben gerettet hatte. Hätte ich doch nur noch von dieser Arznei! Vielleicht könnte nur sie Mboga retten – vielleicht auch eines Tages mich selbst ...

Plötzlich hörte ich neben mir Perisis eindringliche Stimme. »Buana, wenn du nicht schläfst, wirst du krank werden. Schau dir die Kranken an, sag uns, was wir tun sollen, und geh schlafen.«

»*Yoh*, was ich jetzt brauchte, wäre ein Bad!«

Sie lachte. »Ja, Buana, ein Bad ist in diesem Ort schwer zu finden.«

Wir hatten jetzt dreiundzwanzig Patienten. Sechs waren schwer krank, den anderen ging es besser, wofür wir Gott dankbar waren. Es dauerte zwei Stunden, bis ich alle sorgfältig untersucht und meine Anweisungen gegeben hatte.

Dann ging ich hinaus. Der Häuptling und Simba hielten die Einwohner bei emsiger Arbeit, denn zum Bau eines neuen Hauses wurden viele Ziegel benötigt. Der Gesang von Liedern, in deren Refrain alle einstimmten, zeugte von guter Laune.

Ich nahm Simba beiseite. »Würdest du bitte einen Petroleumkanister voll Wasser holen? Ich brauche jetzt unbedingt ein Bad. Es wird nicht schwer sein, ein paar Decken als Vorhang drüben an die Äste des Regenschirmbaums zu hängen, und dann werde ich mithilfe des Kanisters und eines Kruges eine Dusche nehmen.«

An einen Zweig über mir hängte ich saubere Wäsche. Nachdem ich geprüft hatte, ob die Decken festhingen, zog ich mich aus. Ich stand auf einem flachen Stein und goss mir Wasser über den Kopf, die Schultern und den ganzen Körper. Das Wasser war brackig, und die Seife wollte nicht richtig schäumen, aber es war doch ein wohltuendes Bad. Meine Stimmung wurde jedoch etwas beeinträchtigt, als plötzlich eine der Decken hochgehoben wurde und zwei kleine afrikanische Jungen mich mit großen Augen ansahen. So schnell, wie sie gekommen waren, verschwanden sie auch wieder. Ich hörte den einen sagen: »Siehst du jetzt? Ich hab es dir ja gesagt, sie *sind* am ganzen Körper weiß!«

Ich musste laut auflachen, und schon kam Simba im Eilschritt heran; ich erzählte ihm, was vorgefallen war, und da lief zum ersten Mal seit Tagen ein herzhaftes Lachen durch das Dorf.

Als ich mich abtrocknete, fühlte ich auf einmal einen Schmerz in der Leistengegend, doch die verdächtigen Knötchen zeigten keine Schwellung. Als Arzt untersuchte ich mich aber routinemäßig weiter.

Etwas oberhalb des Fußknöchels, wo ein Dorn die Haut geritzt hatte, war eine entzündete Stelle. Gewiss, sie konnte harmlos sein. Aber war es nicht auch möglich, dass dort die todbringenden Symptome sichtbar wurden? Ein eiskalter Schauer überlief mich.

Ich ging in den Wagen, wo das Mikroskop stand, und begann die gewohnte Untersuchung auf Krankheitskeime. Wenn es schon nicht gerade angenehm ist, mit einer Nadel in geschwollene Drüsen zu stechen, so ist es entschieden unangenehm, falls es sich um die eigenen handelt.

Ich war so in Anspruch genommen von dieser Beschäftigung, dass ich nicht merkte, wie die Tür aufging und ein kleiner Junge und ein Hund mich beobachteten. Ich zog vorsichtig die Nadel zurück und desinfizierte die Einstichstelle.

»Buana, hast du auch die Krankheit?«

Vor Schreck ließ ich die Flasche zu Boden fallen. »*Yoh!* Goha, hast du mich erschreckt!«

»Buana«, fragte er noch einmal, »hast du wirklich die todbringende Krankheit?«

»Mag sein. Es ist eine Entzündung da, und ich suche jetzt nach den *dudus*, die sie hervorrufen.«

Ich färbte die dünnen Glasplättchen, die ich gleich als Objektträger unter das Mikroskop legen würde.

»Hast du keine Angst, Buana?«

»Mir ist etwas sonderbar zumute, Goha.«

»*Hongo*, ich habe schreckliche Angst vor dem Sterben, Buana.«

»Ich nicht, Goha, denn es hat nichts Dunkles und Erschreckendes mehr an sich. Der Tod hat seinen Stachel verloren.«

»Der Stachel des Todes, Buana?«

»*Ngeeh*, der Stachel des Todes ist die Sünde.«

»Sünde, Buana?«

»Die Sünde ist wie eine hohe Mauer, die sich aus unseren bösen und schlechten Taten aufbaut. Sie steht zwischen uns und Gott. Es wäre ein schrecklicher Gedanke, würde man sterben, solange diese Mauer noch steht, aber … Einen Augenblick! Ich trage eben die anderen Farben auf, Goha.«

»Buana«, seine Stimme klang beinahe rau, »sprich nicht. Schau lieber nach, ob diese bösen Todeskeime in deinem Körper sind!«

»Eile hat keinen Zweck, Goha; das Färben braucht seine Zeit. Wie ich schon sagte: Wenn die Mauer fort ist, braucht man keine Angst zu haben.«

Goha geriet in Eifer. »Wie hast du sie denn niedergerissen?«

»Das habe nicht ich getan, sondern er.«

»Er? Wer ist er?«

»Jesus, der Sohn Gottes. Zu diesem Zweck ist er gestorben, und nun lebt er. Nun kann jeder, der das Vertrauen zu ihm hat, dass er ihm seine Sünde abnimmt, vor Gott treten. Dabei muss der Betreffende den göttlichen Zorn nicht mehr fürchten.«

»Du hast Vertrauen zu ihm, Buana, wie die Leute dir vertrauen, wenn du ihnen Medizin gibst?«

»Ja, so ähnlich ist es.«

Der kleine Hund hatte den Kopf auf die Vorderpfoten gelegt und beobachtete jede meiner Bewegungen, als ich den Objektträger durch leichtes Hin- und Herschwenken trocknete.

»Jahrelang, Goha, habe ich nichts von Gott wissen wollen, aber dann trafen mich eines Tages einige Worte aus seinem Buch wie Keulenschläge: ›Wie werden wir entfliehen, wenn wir eine so große Errettung vernachlässigen?‹ Bis dahin hatte ich Angst vor dem Tod gehabt, richtige Angst; aber als ich Jesus bat, mir zu vergeben, erfüllte er meine Bitte. Dann änderte sich alles, die Angst verblasste und verschwand zuletzt ganz.«

Ich brachte einen Tropfen Zedern-Öl auf den Objektträger und stellte die Linse scharf ein. Einige Minuten lang schaute ich mit gespannter Aufmerksamkeit hindurch und schob die Glasplättchen langsam und systematisch hin und her.

»Buana, sag mir, was siehst du?«

»Bis jetzt nichts, Goha. Doch jetzt mal zu etwas anderem: Siehst du die Pillen in der großen Flasche?«

Er nickte, und Jolly wedelte mit dem Schwänzchen.

»Sie sind das Mittel gegen die Krankheit. Nimmst du sie ein, wirst du gesund; lässt du sie in der Flasche, wird die Krankheit immer schlimmer.«

Obwohl ich peinlich genau beobachtete, konnte ich zu meiner tiefen Beruhigung keine Pestbakterien entdecken. »Ich sehe nichts, Goha!«

»Buana, bist du auch ganz sicher?«

»Ja, es ist nur ein entzündeter Kratzer; in ihm arbeiten nur die gewöhnlichen Bakterien, nicht die tödlichen.«

Der Hund legte den Kopf auf die Seite und sah mich schief an. Auf dem Gesicht des Jungen lag ein Ausdruck der Freude.

»Buana, ich habe gerade im Stillen mit Gott gesprochen, und das ist die Antwort auf eine der Bitten, die ich ihm genannt habe.«

»Ich danke dir, dass du meinetwegen mit Gott gesprochen hast, Goha! Da hast du etwas sehr Schönes und Gutes getan. Aber dein Gebet war damit nicht zu Ende?«

»Nein, Buana«, antwortete er mit ruhiger Stimme, »ich habe auch eine große Bitte für mich selbst getan.«

»Und die war?«

»Du weißt es, Buana.«

»Sag es mir, Goha!«

»Buana, ich habe ihn gebeten, in mein Herz zu kommen und es zu heilen. Ich glaube, dass er es getan hat.«

Ich legte ihm die Hand auf die Schulter. »Das ist ein ganz großer Augenblick in deinem Leben, vielleicht der wichtigste überhaupt.«

Plötzlich überkam mich eine starke Müdigkeit. »Goha, ich muss mich jetzt etwas ausruhen. Ich habe noch schwere Stunden vor mir, und für sie muss ich Kraft sammeln.«

Er nickte nachdenklich, und dann verschwand er mit seinem Hund so geräuschlos, wie er gekommen war.

Vom Regen in die Traufe

Ich schlief traumlos bis tief in den Nachmittag hinein. Um vier Uhr weckte mich Simba. »Buana, du hast sehr fest geschlafen. Hier ist etwas zu essen.«

»*Yoh,* das Essen ist jetzt Nebensache. Wie geht es Mboga?«

Er schüttelte den Kopf. »Buana, seine Krankheit ist sehr, sehr schlimm.«

»Er muss mehr Pillen bekommen.«

»Er hat Pillen geschluckt, Buana.«

»Wir müssen auch Pumba die entsprechende Medizin geben.«

»Er hat sie bekommen, Buana. Alle deine Anordnungen sind ausgeführt worden. Und jetzt musst du essen.«

Ich tat es, und dann eilte ich zu den Kranken. Mbogas Zustand war sehr ernst. Ich untersuchte Herz und Lunge, und als ich aufblickte, sah ich in der Tür Mzito, seine junge Frau, stehen. Perisi war schon dabei, ihr in einen Kittel zu helfen und ihr Schutzmaske sowie Brille aufzusetzen. Das war unbedingt nötig, um sie vor Ansteckung zu schützen. Sie war mir bekannt, denn vor einiger Zeit hatte ich eine große Geschwulst an ihrer Schulter entfernt.

Sie kniete neben dem Bett nieder, in dem ihr Mann bewusstlos lag, und fasste seine Hand. »Buana«, sagte sie leise, »ist es möglich, dass er durchkommt?«

»Er ist in Gottes Hand, Mzito. Wir wissen, er hat gesagt, dass unter seinen ewigen Armen unsere Zuflucht ist.«

»So bleibt er leben, Buana?«

»Ich kann es nicht sagen.«

Von der anderen Seite des Raums kam Pumbas Stimme, der nach Essen verlangte.

»*Kah,* soll ich hier ohne Essen liegen? *Hongo,* es ist doch höchst sonderbar, dass der Buana nicht weiß, was ein Magen verlangt!«

Daudis Augen blitzten für einen Augenblick zornig auf, doch ging er schweigend hinaus und kam mit einer Schüssel Maisbrei zurück.

»Weiß der Kuckuck«, höhnte Pumba, »ob da nicht irgendeine Medizin drin ist, sodass ich schwach bleibe, und –«

Da trat Simba auf ihn zu. Mit gedämpfter Stimme, die aber scharf war wie ein Messer, zischte er ihn an: »*Nya-male twi!* (Schweig!) Lass deine böse Zunge nicht weiter Gift verspritzen, oder ich esse dir deine ganzen Mahlzeiten weg, sodass sich deine Magenwände aneinanderreiben und man dein Rückgrat unter den Rippen durch die Haut schimmern sieht! Und auch deine Medizinen nehme ich dir weg!«

»Buana, warum geschieht so etwas?«, fragte Mzito, die die Auseinandersetzung nicht mitbekommen hatte.

Ich schüttelte den Kopf. »Ich weiß es nicht, Mzito. Aber eins weiß ich: Was Gott tut, das ist gut. Er kennt Anfang und Ende. Er sieht unser Leben ganz.«

Sie blickte zu den leeren Ampullen hinüber, die das Medikament enthalten hatten, das ihrem Mann wohl hätte das Leben retten können. Dann glitten ihre Augen zu dem aufsässigen und nörgelnden Pumba. »Warum soll *er* denn weiterleben? Er, der nichts von Gott wissen will und ihm den Rücken zukehrt, und mein guter Mboga –« Die Stimme versagte ihr. Und dann hauchte sie: »Er muss den Weg des Todes gehen.«

»Ich kann deine Frage nicht beantworten, Mzito. Das liegt jenseits aller menschlichen Weisheit. Aber ich weiß, dass Jesus den Weg seiner Kinder kennt.«

Ihr Gesicht und ihre Augen konnte ich unter der Maske und der dunklen Brille nicht sehen, aber es sickerten unter beiden Wangen helle Tropfen langsam durch die Gaze.

Ich sprach ruhig und eindringlich weiter. »Meinst du, Mzito, wenn unser Wille und nicht der Wille seines Vaters im Leben Jesu maßgebend gewesen wäre, wir hätten ihn erst mit dreißig Jahren sein großes Werk beginnen lassen, die Menschen zu lehren, zu heilen und zu erlösen? Nach unserem Willen hätte er nicht nur drei kurze Jahre seinen Dienst unter den Menschen tun sollen. Und wie weit hätten wir den Gedanken von uns gewiesen, dass er mit ungefähr dreiunddreißig Jahren wie ein Verbrecher sterben sollte – in der Blüte seines Lebens, wo doch noch so große Aufgaben vor ihm lagen, wo sich so viele nach Rettung sehnten und wo so vielen geholfen werden musste! Aber es war Gottes Wille, dass er sterben sollte.«

Die junge Frau stand mit hängenden Schultern da, in den Händen die *ilimba* haltend, auf der noch am Vortag ihr jetzt mit dem Tod ringender Mann so ausdauernd gespielt hatte. »Buana, seine Finger entlockten der *ilimba* die Musik, und Gottes Finger weckten Musik in ihm. Und jetzt ist alles vorbei.«

Sie stellte das Instrument, das stumm geworden war, auf den Boden. Tränen tropften schwer darauf nieder. »Wenn es für ihn besser ist, dass er fortgeht, und wenn Gott ihn braucht – was kann ich dann anders tun, als mich zu fügen?«

»Erinnerst du dich, Mzito? Als Jesus im Garten Gethsemane war und wusste, dass der Tod ihm schon nahe bevorstand, betete er zu seinem Vater. Er bat ihn, das Kreuz mit all seinen Schrecken, wenn möglich, an ihm vorübergehen zu lassen. Aber dann schloss er das Gebet mit den starken Worten: ›... doch nicht mein Wille, sondern der deine geschehe.‹«

Im Fieberwahn murmelte Mboga: »*Ilimba*, singen ...«

»Wer kann die *ilimba* spielen, Daudi?«

»Ich weiß nicht, Buana, aber ich werde mich umhören.«

Er eilte hinaus und kam bald mit Goha zurück, der das Instrument aufhob und mit geschickten Fingern zu spielen begann.

»Setze dich vor die Tür, Goha, und spiel sanfte Melodien.«

Plötzlich richtete sich Pumba in seinem Bett auf. »Schickt nur dieses lästige Kind fort! Es ärgert mich mit seinem Lärm!«

Jollys Nacken sträubte sich; er fletschte die Zähne, und seine Schnauze verzog sich zu zornigen Runzeln. Goha blickte ganz verdattert drein. Simba klopfte ihm auf die Schulter. »Nimm dir das nicht zu Herzen, was er da sagt. Und lass deinen kleinen Hund ihn nicht beißen; er würde sich den Magen verderben.«

Daudi sah mich an, blickte dann zu Pumba hinunter und schaute schließlich fragend zur Tür. Als ich mit dem Kopf nickte, fassten er und Simba das Bett und trugen den Querulanten hinaus, um ihn unter einem Regenschirmbaum abzusetzen. »Bleib da liegen, bis sich deine giftige Zunge beruhigt hat!«, brummte Simba.

Goha spielte weiter. Mboga lag in tiefer Bewusstlosigkeit da. Mzito saß neben seinem Bett und hatte ihr Gesicht in den Händen vergraben. Der kleine Hund hatte seinen Kopf an ihr Knie gedrückt. Sie sah ihn an, und dann hob sie den Kopf. Ein dankbarer Blick ging zu Goha, der die *ilimba* spielte, und weiter zu Simba und Daudi hinüber, die mit mir schweigend abseitsstanden.

Goha ließ das Instrument langsam zu Boden gleiten und zog mich am Ärmel mit hinaus. »Buana, wie viel Unheil kann der Teufel anrichten? Ist die Macht Gottes stärker?«

Aus der Ferne kam die widerliche Stimme einer Hyäne.

»Ich will es dir sagen, wenn du mir eine Frage beantwortest: Kann man die Stärke der Hyäne mit der Kraft des Löwen vergleichen?«

Goha kicherte. »Die Antwort ist doch leicht. Natürlich ist der Löwe …«

Plötzlich kam ihm ein Gedanke, und er fasste meinen Arm. »Oh, jetzt hab ich's, warum du das fragst!«

»Wir nennen ihn den allmächtigen Gott, weil er *tatsächlich* allmächtig ist.«

»Dann, Buana, warum lässt er dann Mboga nicht wieder gesund werden?«

»Er kann es, Goha, und wir haben ihn gebeten, es zu tun; aber steht es uns zu, an seiner Entscheidung zu zweifeln? Wer plant für den Stamm – der Häuptling oder die Kinder?«

Da nickte er langsam und bedächtig mit dem Kopf.

Drei unruhevolle Tage vergingen. Für Pumba bestand keine Gefahr mehr, er konnte schon auf einem Schemel in der Sonne sitzen.

»*Yoh!*«, sagte er in mürrischem Ton, »die Medizinen des Buana haben mir nicht geholfen; ich bin nur durch das Zaubermittel, das ich geschluckt habe, wieder gesund geworden. Der Buana hat mir großes Unrecht angetan, er hat in meinem Haus eine Menge stark wirkender Mittel verbrennen lassen, und das wird sich an ihm und seinen Helfern bitter rächen. Deshalb ist auch Mboga krank geworden, und ich weiß es: Er wird sterben!«

Vier Kranke waren bisher gestorben, unter ihnen ein kleines Mädchen.

Zwei Nächte vorher hatte ich neben Mbogas Bett gesessen und unbemerkt mit angehört, wie Mzito mit diesem Kind sprach, das bei vollem Bewusstsein still dalag. In einer bilderreichen Sprache, wie sie sich ein Nicht-Afrikaner niemals ausdenken könnte, erzählte sie ihm von Jesu Kommen in diese Welt, von seiner Mutter und seiner wunderbaren Geburt, von seinem Leben und seinem Wirken unter den Menschen. Sie erzählte von Wundern und Gleichnissen und davon, wie gern er die Kinder hatte und wie er sprach: »Lasst die Kinder zu mir kommen und wehrt ihnen nicht, denn solcher ist das Reich Gottes.« Sie erzählte, wie er unter dem Jubel der Menge in Jerusalem eingezogen war und wie dieselbe Menge wenige Tage später, von den Obersten des Volkes aufgehetzt, schrie: »Kreuzige ihn!« Sie sprach von seinem Sterben, und ich sah Tränen über die Wangen beider rinnen. Auch mir waren die Augen feucht geworden.

Sie erzählte, wie Maria Magdalena in tiefem Schmerz zum Grab gegangen war und wie sie (o großes Wunder!) den Heiland wieder lebend gesehen hatte. Sie schloss damit, wie er, der lebendige Sohn Gottes, Maria bei ihrem Namen rief.

Die junge Afrikanerin fasste die kleine Kinderhand. »Er ruft dich. Er sagt, und dies sind seine eigenen Worte: ›Kommt her zu mir, alle ihr Mühseligen und Beladenen, und ich werde euch Ruhe geben.‹«

»Ich würde gern zu ihm gehen«, sagte das Kind mit der zarten Stimme, »aber ich habe nichts, was ich ihm mitbringen könnte.«

»Oh, er ist groß und reich, du brauchst ihm nichts zu bringen. Er möchte dich – so, wie du bist.«

Die Kleine blickte auf und flüsterte: »Oh, ich gehe ja so gerne!« Dann gingen ihre Augen nach oben, und der kleine Mund hauchte die Worte: »Herr Jesus Christus, du Sohn Gottes, ich komme zu dir.«

Sie sank auf ihr Kissen zurück und fiel in tiefen Schlaf. Als sie erwachte, sah sie die Herrlichkeit Gottes.

Die Heilung

Am Spätnachmittag saß ich vor dem Haus des Häuptlings und unterhielt mich mit ihm über die neuen Häuser, die in seinem Dorf gebaut werden sollten.

»Buana, in unser Dorf zieht neue Hoffnung ein; es gibt neue Häuser, neue Mittel gegen Krankheiten. Das ist eine große Sache.«

»Allerdings, großer Häuptling, neue Häuser und neue Mittel sind gut. Aber was vor allem kommen muss, ist ein neues Leben.«

»Das hast du uns doch gebracht, Buana.«

»*Eh-heh,* das mag sein, aber das ist nur ein neues Leben für eure Körper.«

Sumbili schaute mich aufmerksam an. »Wie kommt dieses neue Leben? Willst du uns auch in dieser Sache helfen, Buana?«

Jetzt nickte ich. »Weißt du noch, wie es war, als wir uns zum ersten Mal sahen? Du wusstest nicht, ob die Medizin wirkte, aber du sahst, wie sie mir half. Du batest darum, du bekamst sie und hast sie geschluckt! Eine Zeit lang geschah nichts, und du fingst an zu zweifeln. Dann fühltest du plötzlich, wie deine Brust frei wurde. Du konntest wieder frei atmen. *Yoh!* Du hast dich riesig gefreut.«

»*Hongo,* ja, so ist es gewesen!«

»Sehr unangenehm bei dieser Krankheit unseres Körpers ist, dass sie von Zeit zu Zeit wiederkommt.

Wir haben jetzt beide immer eine kleine Flasche mit Pillen bei uns, die wir schlucken, wenn es nötig ist. Ganz ähnlich ist es mit der Krankheit unserer Seelen, denn auch die Sünde legt ihre Ketten um uns, wie du ja auch dem Vieh einen schweren Klotz um den Hals hängst und die Esel anbindest, damit sie nicht fortlaufen. Schafe und Ziegen sperrst du aus dem gleichen Grund in einen Pferch.«

Sumbili hatte verstanden. Sooft ich konnte, hatte ich ihm in den vergangenen Tagen von dem großen himmlischen Vater erzählt und von Gottes Sohn, der für alle Menschen gestorben ist, damit sie frei, ohne Angst und ohne Sünde leben könnten. »So macht es die Sünde mit den Menschen«, sagte ich noch einmal, »sie hindert sie in ihrer Bewegungsfreiheit, sie pfercht sie ein mit unsichtbaren Ketten, wie unsere Brust von der Krankheit, dem Asthma, umspannt wird. Siehst du, wie das auch auf dich zutrifft? Du lebst, aber du bist nicht richtig frei. Habe ich nicht recht? Da kommt nun als Helfer Gottes Sohn, der frei machen will – wirklich frei!«

Meine Gedanken gingen zurück zu jener Nacht, als ich zugehört hatte, wie Mzito dem sterbenden kleinen Mädchen vom richtigen Leben und Sterben erzählte. Ich sprach mit Sumbili darüber und schloss mit den Worten:

»Siehst du, großer Häuptling, es ist so! Es ist so wie mit meinen Pillen: Er bietet dir dieses Leben an. Du kannst nun zweierlei tun: Entweder du weist es zurück, oder du nimmst es an.

Dann musst du allerdings, obwohl du selbst

Häuptling bist, einen größeren Häuptling über dir anerkennen, dessen Befehlen du gehorchen musst.«

»*Yoh!*«, sagte Sumbili, »keine weiteren Worte, Buana. Ich habe es begriffen. Wie kann ich nehmen, was er mir anbietet?«

»Es ist nicht schwer, ein Geschenk anzunehmen.«

»Was für Worte soll ich gebrauchen?«

»Solche, die du jeden Tag gebrauchst.«

»Buana, ich will es jetzt tun!« Er blickte zum Himmel hinauf und sprach mit dem großen Gott. Er bat ihn, in sein Leben zu kommen. Er, Sumbili (der Sohn des Nhonya, hier im Dorf Matama in dem Land, das Tanganjika genannt wird), wolle sein großes Geschenk annehmen.

Wir hörten keine Antwort, es geschah überhaupt nichts Besonderes. Wir saßen schweigend da.

Dann fragte ich: »Hat er dir geantwortet?«

»Buana, es ist verwunderlich; wir haben gar nichts gehört! Könnte denn einer wie Gott lügen?«

»Das tut er bestimmt nicht, großer Häuptling. Als ich dir eine Pille anbot, da habe ich sie nicht vor deinen Augen hin und her bewegt, um dich bloß zum Narren zu halten, sondern ich habe sie dir ohne Worte gegeben.«

»*Yoh*, da hast du recht; so ist es gewesen.«

Nach langem Schweigen nahm Sumbili wieder das Wort. »Buana, ich will dir sagen, warum ich Gott gebeten habe, in mein Leben zu kommen. Ich sah, dass du und auch die Männer und Frauen, die mit dir kamen und dir helfen, ganz anders leben als die Leute meines Stammes. Ihr besitzt das, was andere nicht haben, und das hat euer Leben so verändert. Schau, Pumba hat harte Worte gesprochen und doch keine harte Antwort bekommen. Er hat hässliche Verwünschungen ausgestoßen, und ihr wart nicht böse auf ihn. Ich habe sogar gesehen, dass du ihm die Medizin gegeben hast, die ihr für euch selbst hättet aufsparen können. Muss nicht Mboga deshalb sterben?«

»Und doch, Häuptling, hat Mzito, als Mboga so krank wurde, einem kleinen Kind, das in demselben Raum lag, den Weg zu dem gewiesen, den du vorhin gebeten hast, dein Häuptling zu sein.«

»Ja, ich weiß es. Lass mich hier noch länger sitzen und über diese großen Dinge nachdenken.«

Ich ging hinüber zu der Hütte, in der die Kranken lagen. Es waren jetzt nur noch drei. Zwei saßen in ihren Betten und aßen ihre Abendmahlzeit.

Mboga lag unter einem dichten Moskitonetz; neben ihm saß Mzito mit Schutzhaube und Brille. Simba stand mit Kittel und Haube hinter mir, während ich eine Anzahl Pillen zu Pulver zerstieß und die Lösung zubereitete, die dem Schwerkranken in einem dünnen Schlauch durch den Nasen-Rachen-Raum in den Magen eingeführt werden sollte; denn er war zwei Tage lang bewusstlos gewesen und konnte nicht schlucken. Als ich den Schlauch mit Glyzerin bestrich und mich über ihn beugte, schlug er die Augen auf, und als er den Schlauch und die kleine Flasche mit ihrem weißen Inhalt sah, erschien ein schwaches Lächeln auf seinem Gesicht.

»*Yoh*«, flüsterte er, »Buana, hast du nichts Besseres als das für einen Mann, der seit zwei Tagen nichts gegessen hat?«

Mzito stieß einen leisen Freudenlaut aus, kam näher heran und riss Haube und Brille herunter.

»*Yoh!*« Mboga sah sie minutenlang mit einem Ausdruck innigster Zärtlichkeit an. Dann erschien plötzlich das vertraute schalkhafte Zwinkern in seinen Augen. »Der Buana hat kein Verständnis für mich, aber du wirst es haben. *Hongo,* ich habe einen Bärenhunger!«

»*Kah*«, sagte Simba kichernd, »jetzt ist alles gut. Er wird wieder gesund werden!«